U0210516

·国家级非物质文化遗产"中医传统制剂方法（昆中药传统中药制剂）"项目
·云南省社会科学界联合会支持项目
·昆明市社会科学界联合会支持项目

　　　　保护单位：昆明中药厂有限公司

《昆中药的故事》编委会

主　　编：杨承权

副 主 编：龚志龙　孙　成　赵　勇

编　　委：汪绍全　金　凌　李　苑　杨美艳　刘　艳
　　　　　刘　键　周凤龙　闫立荣　杨映菊　任　涛
　　　　　张海燕　黄忠勇

编　　著：杨祝庆

采　　访：刘云森　陈宗凤　王云鹏　陈晓英　赵小康
　　　　　蒋余娜　张　璐

书名书法：高明开

封面绘画：吴　浩

封底绘画：高　康

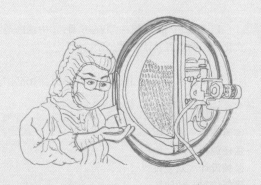

昆中药的故事

昆明市社会科学界联合会
昆明中药厂有限公司　编

云南出版集团

云南人民出版社

图书在版编目（CIP）数据

昆中药的故事 / 昆明市社会科学界联合会, 昆明中
药厂有限公司编. -- 昆明：云南人民出版社, 2022.4
ISBN 978-7-222-21021-9

Ⅰ.①昆… Ⅱ.①昆… ②昆… Ⅲ.①中国医药学—
文化—昆明—普及读物 Ⅳ.①R2-05

中国版本图书馆CIP数据核字(2022)第055907号

统筹编辑	周　颖	
责任编辑	严　玲	
装帧设计	刘光火	
责任校对	任建红	
责任印制	窦雪松	

昆中药的故事

KUN ZHONGYAO DE GUSHI

昆明市社会科学界联合会
昆明中药厂有限公司　编

出　版	云南出版集团　云南人民出版社
发　行	云南人民出版社
社　址	昆明市环城西路609号
邮　编	650034
网　址	www.ynpph.com.cn
E-mail	ynrms@sina.com
开　本	889mm×1194mm　1/32
印　张	6
字　数	115千
版　次	2022年4月第1版第1次印刷
印　刷	昆明美林彩印包装有限公司
书　号	ISBN 978-7-222-21021-9
定　价	48.00元

云南人民出版社微信公众号

前　言

习近平总书记指出："中医药学是中华文明的瑰宝。要深入发掘中医药宝库中的精华，推进产学研一体化，推进中医药产业化、现代化，让中医药走向世界。"从中华民族伟大复兴的高度，为我们指明了方向。

昆明是中国历史文化名城。昆明中药厂有限公司（以下简称昆中药）是这座名城中的名厂，是"中华老字号"企业、"中国非物质文化遗产"保护单位、高新技术企业，活态传承着昆明的历史文脉。以参苓健脾胃颗粒、舒肝颗粒（含舒肝散）、止咳丸等产品承载的中药文化，早已融入我们的日常生活之中，成为百姓生活不可缺少的一部分。

中医药深受广大人民群众的喜爱，是百姓的日用需求。中医药来自人民，服务人民。为讲好昆明故事，弘扬昆明文化，保护非物质文化遗产及其依存的文化生态，发挥非物质文化遗产的社会功能和当代价值，切实为人民群众健康服务，在云南省社会科学界联合会和昆明市社会科学界联合会的支持下，我们编辑了《昆中药的故事》这本小册子。

2021年是中国共产党成立100周年。在中国共产党的领导下，昆中药公司发生了翻天覆地的变化，从家庭作坊发展到工厂生产、从手工制作发展到机械制造、从机械制造发展到智能制造……取得了巨大成就。《昆中药的故事》是党史、新中国史、改革开放史、社会主义建设史的缩影，展现了党领导人民取得的伟大成就。谨以此书献给党的百年华诞！

人都有了解周围自然世界的愿望和能力。在植物王国里，昆明中医药人看到了怎样的自然？在与自然和谐共处中，得到了哪些自然的馈赠？又是怎样把他们的发现、发明创造和地方知识用来与周围人互动的？这些秘密，在本书中都有涉及。这些伟大创造是我国人民与疾病斗争的哲学智慧结晶，也是我国人民的生物多样性资源利用知识，具有普遍的人类命运共同体的文化意义，塑造着我们的生活方式和生命质量。

本书题材是从图书《老号话非遗：国家非遗昆中药传统中药制剂的传承》（云南人民出版社2019年12月出版）中选取的，共45篇。每篇一个小故事，每篇一千字左右，独立成篇，又相互联系。大部分篇章做了改写和补充，情节更加完整。部分篇章为新增。

2014年11月，"中医传统制剂方法（昆中药传统中药制剂）"入选第四批国家级非物质文化遗产代表性项目名录，是云南省第一个国家级中医药非物质文化遗产。这项文化包括"厚德""精工""毋减"的药德药道，独树一帜的产品体系，口口相传的造药技艺，"舒清养"治未病的中药养生理念与方法，严谨苛刻的"师带徒"制度，群英荟萃的老药铺以及艰苦奋斗的发展历程，共7种文化内涵和现象。

本书全要素记述了这项文化悠久而鲜活的故事。全书以时间为线索，上起明初下至2021年共640余年，横贯药道、药品、药艺、药理、药规、药铺和药史7个方面。通过这些故事，生动展现了中医药独特的文化、科学和艺术魅力，展现了昆明中医药生物多样性利用成就。

每个故事不拘泥于时限，把历史与现实相结合。编排时，以核心事件的时间为基准；内容上，在讲述其核心事迹时，铺垫或延伸其起因、背景和后续状况，贯通古今，便于读者全景式地浏览事迹全貌。不孤立其事实，不割裂其内部联系。每篇配有插图，共88幅。

这些故事，都来自非物质文化遗产档案资料。首先，档案见证文化。一张张照片档案，形象鲜明地保存着医药工作者的文化记忆，透露出历史的真实面貌，蕴含着昆中药成长壮大的基因，深藏着昆明中医药的文化密码。其次，档案又是不可再生的财产。一份份珍贵的档案，形象地承载着前人创造的医药知识、工艺技术和文化精神，述说着昆中药的变化及其发展规律，是世代医师、药师、药工创造和积累的财富。本书用档案图片，带你穿越历史，触摸真实的文化脉搏。

记载昆明中医药事迹的专书不多，这些史料大半保存在政府的公文里，因此我们选录了昆明市档案馆收藏的成药登记表、执照、商标、申请和报告。为了了解医师的活动，我们选录了当时的一些学会、行业组织的专刊和报纸。为了了解旧时药铺的事迹，我们选录了征集到的土乳钵、药袋、药盒等药具和照片。为了了解药师药工的事迹，我们选录了药师、药工的口述和照片。早期无照片的，配有画图。志书没有记载或记述不明的，用搜集到的材料加以整理和补充，把同一事件汇编在一起。

这本小册子用45个小故事，串连起一个中华老字号640年的演变轨迹，记述了中医药人披荆斩棘、锲而不舍的艰苦奋斗历程，揭示了世代相传的"大药厚德，痌瘝在抱"的经营使命，反映了流传业内的"精工"的行规和制药信念，展现了"毋减"的厂训和企业精神。希望它能对你了解中医药文化、了解中医药科技变革、了解数百年来的社会变迁，有所帮助。

编　者

2021年10月25日

目 录

明朝时期

1 军医入滇

昆中药的事迹，追溯起来，是从明朝初期开始的。

明代初年，明军入滇把中原医药带进云南，并在云南落地生根。《云南省志·医药志》记载："明洪武十四年（1381）随征南右副将军沐英入滇的军医朱双美，曾制售过朱氏善用水酒和小儿化风丹。" 昆中药肇启于1381年，这是企业的源头，也是昆中药传统中药制剂的开端。

同时入滇的军医还有许多。比如，罗开泰的先辈、董赐等军医，分别在昆明、大理等地定居。在明朝医户世袭制下，世代为医。这些军医，不仅为军中治病，后来也为民间治病，中医药渐渐为群众所信仰。

《康熙云南府志》说：1381年九月，明太祖朱元璋命令颍川侯傅友德为征南将军，以永昌侯蓝玉、西平侯沐英副之，征伐云南。三个月后，十一月，傅友德等在曲靖白石江与元军开战，击败元军。随后，明军赶到板桥。元右丞相观音保献出昆明城，投降明军。元宗室梁王匝剌瓦尔密及其右丞驴儿达德登上船，从滇池逃往晋宁，到晋宁附近，跳水溺死。至此，中庆路（昆明）平定。

据史料记载，入滇之前，招募的士兵在南京训练，士兵分别编为不同的兵种。军医须学习医术，经考试合格方能在军中行医，为士兵治病。大军入滇，军医带上医方、少量药材，跟随大军行进。

入滇后，军医朱双美落籍昆明，在军中为士兵治病。朱双美使用的药方，以小儿化风丹和朱氏善用水酒最为著名。据《昆明市志长编》："其制法处方，系南京内府秘方。"其秉持的"精工修合，遵法炮制"的制药信念，是我国传统中医药的精髓。

后来，子承父业。朱双美的两个儿子分售两项成药：一项是小儿化风丹，另一项是朱氏善用水酒。

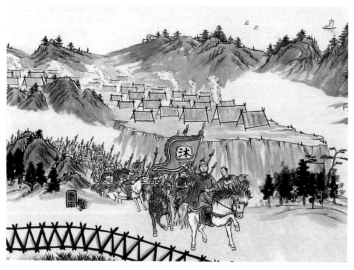

明洪武十四年（1381）军医朱双美随军入滇图（向粼波　绘）

2

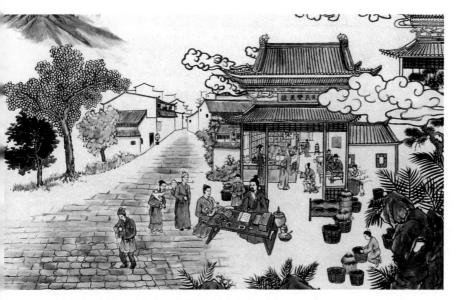

明洪武十四年（1381）朱双美创号图（向粼波　绘）

"昆明朱双发家的水酒最有名。朱双发就是现在小儿科名医康诚之的老丈人。朱双发的祖辈是明洪武十四年（1381）随沐国公沐英到云南来，制卖水酒，一直经过清朝卖到民国十九年（1930）才不卖，总共卖了五百多年。这种水酒主要是医治跌打损伤，痨伤，尿结石和胆结石。……云南省中医学院教师许子建口述。"（《昆明市志长编》卷七）

这里，朱双发的祖辈，就是朱双美。朱双发是朱双美后代中的一个分支。另一个分支，传到民国时期是朱亮卿（1908—1968）。

民国末期，传到朱亮卿已是第十九代。据档案，朱亮卿的个人简历是："由 1915—1919年在家庭初步学习认字读书，四年。1919—1921年进私学馆读书，三年。1922—1926年进云南开智印刷公司学徒三年，工人二年，稍有积蓄。1927—1930年自设茂兴家庭织袜社，四年。因销路滞塞，停业。1931—1932年在协恒昌商号服务，职员，二年，该号结束停业。1933—1941年自设卿记油墨号，九年，因海防日军登陆，交通被阻，停业。1942—1951年五人合伙开设维新纸号，十年，因营业亏折，呈准歇业。1952—1955年负责本企业（双美药号）。"[①]

之后，一直开设双美药号至1958年。1958年参加公私合营[②]后，调金马药店，为营业员[③]。金马药店为昆明市药材公司所属的商店，归口昆明市商业局领导。

朱双美的后代朱亮卿，于1952年10月17日在昆明市人民政府工商局登记，重开"双美号"。注册资本总额为二百五十万元。住址为昆明市正义路（1937年之前称南正街）永升巷2号。制成品的名称为小儿化风丹的一种。

① 昆明市工商业联合会会员登记表[双美号，1955年12月8日] // 昆明市工商业联合会国药业会员登记表[1955]. 昆明市档案馆，档号7-3～31-24。

② 全行业公私合营时间起点为1956年。朱双美药号进入时间稍晚，为1958年，据档案。

③ 昆明市药材公司. 昆明市工商界私从人员登记表[朱亮卿]//（昆明市）药材公司私从人员登记表[1961]. 昆明市档案馆，档号：7-1-702。

1958年，"双美号"药铺的店主朱亮卿，参加公私合营，加入"公私合营昆明市中药材加工厂"（1959年7月1日起称"中国药材公司云南省昆明市公司药材加工厂"）。朱亮卿和妻子龚秀珍，由昆明市药材公司安排在下属的金马药店工作，分别任营业员和学徒工。小儿化风丹由加工厂生产。

据昆明市档案馆档案，1968年4月，朱亮卿病故，后代为朱福华、朱禄华和朱志华。2013年8月，朱禄华回忆说："我记得，12岁的时候，在家门边开了一个窗户卖药，我还替父母卖过。客人来，说要小

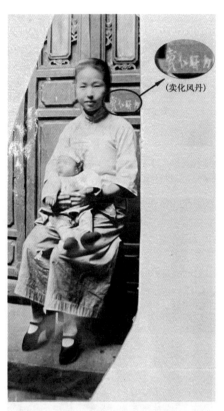

（卖化风丹）

1936年，龚秀珍在高峣村朱家庭院内留影（板壁上写着"卖化风丹"四字）（朱禄华 藏）

儿化风丹，我从盒子里拿出一两颗，用纸包好，递过去。三分钱一颗。一颗有蚕豆那么大，黑黑的。做药是在家里做的，我父母都会做。市卫生局的人来过，在家门口，挂了一个牌子，上面写着'双美药号'。原来还有过石研钵、擀面棍、筛子、箩筛这些工具。旧城改造时，搬家，牌子、做药器具没留下来。父母相片还在。"

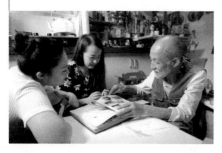

朱双美后代朱禄华（右）为昆中药员工讲述家史（2021年8月杨祝庆　摄）

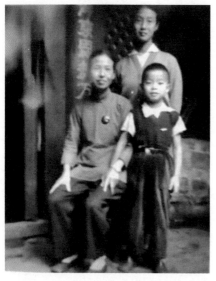

朱禄华的母亲龚秀珍1966年与女儿在永升巷家门口（朱禄华　藏）

如今，军医的后代还生活在昆明。2021年8月16日，昆中药员工又拜访了朱禄华及其家人。朱禄华取出老照片，如数家珍，热情地为我们讲述了先辈的事迹，回忆父母制药时的点点滴滴。朱禄华绘制了一幅永升巷的位置图，把老照片翻出来看。

永升巷连着正义路到家门口。从正义路进去，左拐五个弯，到家门口。门口为2号门，就是朱禄华父亲朱亮卿租住的房子。门边开一个窗户，出售小儿化风丹。巷内还有其他6家住户，共7户住在里面。为了方便客户，在正义路与永升巷交叉口，挂了一个招牌，写着"朱双美小儿化风丹"。

招牌右边的临街铺面，也是租来的，做织袜社或纸盒。

永升巷口，穿过正义路的西面，是清真寺，清真寺现仍在原处。清真寺的南面隔壁，是后来的百货大楼（现"百大新天地"）。二十世纪九十年代，城市改造，朱家退还了房子。后来，永升巷周围的老房子全部拆除，现在是片空地，围墙围着，一直围到正义路边。

在相册里，有两张老照片留下了那个时代的图景。一张为黑白照，很小，高3.6㎝、宽1.2㎝，是旧时母亲龚秀珍在高峣村的家里照的。时间为1936年左右。那时家里殷实，盖了一个四合院。在院内，母亲龚秀珍抱着大姐朱福华留了一张合影，身后的板壁上还写着"卖化风丹"四个字。村里的邻居都会来买药。

另一张也是黑白照，是母亲龚秀珍与大女儿朱福华和孙子的照片，是在永升巷的家门口照的，门旁的木柱上写着"毛泽东思想万岁"，后几个字清晰可见。母亲龚秀珍佩戴毛主席像章。女儿福华站在身后，孙子拉着奶奶的手。木门和窗户都是那个时代居家住房的样式。

军医朱双美随军入滇，昆中药肇始。后来传承不辍，沿袭至今。

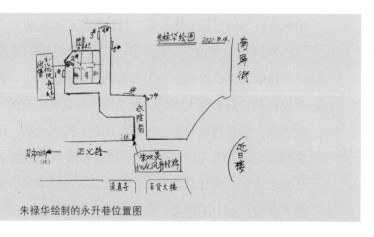

朱禄华绘制的永升巷位置图

2 兰茂采药

兰茂是明代嵩明县杨林镇人，生于明洪武三十年（1397），自幼聪颖，熟读经书。20岁时，因母亲生病，为了治好母亲的病，他放弃了功名利禄，潜心研究本草。

兰茂的父亲也是明初入滇的军士。可能是跟随周定王朱橚进入云南的。据《明太祖洪武实录》卷一九九记载：朱橚是明太祖朱元璋的第五子，明洪武十四年（1381）就藩河南开封。洪武二十二年（1389）因擅离封地到凤阳，朱元璋大怒，把朱橚"周王迁镇云南"。派指挥佥事李兴率领军马五千五百人护送。他们从河南开封，取道陕西西南通往四川的"连云栈"道，再经四川进入云南。

朱橚到云南后，"寓居滇阳"，当时昆明县滇阳驿（今昆明北部波罗村）。朱橚看到昆明的人病了，有的人祭鬼祀神，偶有病人求药，但当地没有良医；有的人又恣意偏狭，去寻找殊异奇方，胡乱用药，死者无数。于是，朱橚命令本府医正李佰等人，搜集各家经验效方，编辑《袖珍方》。为什么称为袖珍方？是说这些方子金贵，都是名医藏在袖中的珍宝，并且书小，便于检阅。

《袖珍方》说：明初，昆明是"不毛之地，里无良医"。1391年八月《袖珍方》在昆明刊刻，流传于昆明。

距昆明五十多公里的杨林驿，明洪武三十年（1397）兰茂出生在此。

当时缺医少药，人们对云南的本草多不认识。为了给母亲治病，20多岁的兰茂向当地人求医问药，逐渐搜集到许多医药知识。有人推测，《袖珍方》被兰茂看到，成为兰茂医学的重要来源之一。

兰茂还向当地彝族搜集民间医药知识。

传说在崇山峻岭中，居住着一个彝族村寨，他们有避瘟丹，服用后能躲避瘟疫。兰茂为了搜集民间验方，不远千里去寻找。在友人的带领下，他来到了这个彝族村寨。村主称"卡斯"，卡斯给他喝鸡脚杯酒，给他讲述彝家用药经验。

卡斯说：过去诸葛亮入滇遇到瘴疟，军士误喝了哑泉水，手足麻木，都不能说话。有一个叫孟优的人，是孟获的长兄，常看方书，识得药，有治哑禁的良药。诸葛亮使人去求他相救，孟优进退两难，药交还是不交？交吧，救了蜀军则得罪兄长；不交吧，蜀军可怜，于心不忍。思量再三，孟优还是交出了仙草。军士们口含一叶，便"不染瘴疫之气"。最终直捣秃龙洞，第五次生擒了孟获。卡斯透露：孟优的仙草，就是韭叶芸香草。

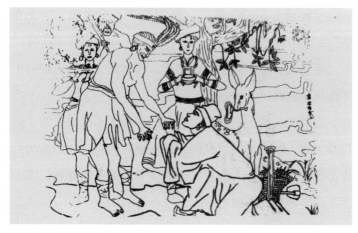

彝家采药（自《兰茂传奇》）

　　第二天，村上的毕摩带兰茂上山采药，采回了许多草药，其中有韭叶芸香草。回家后，兰茂一一记下，与医书对照，探索其药性。

　　兰茂以惊人的毅力，遍访滇池流域和滇南各地，边行医边采药，足迹几乎遍及云南全省。经过30余年的努力，明正统元年（1436）完成了《滇南本草》和《医门揽要》两本著作。书中记述了彝族、白族、纳西族、傣族等云南少数民族的许多用药经验。

　　兰茂把自己的房子用来做学堂，在门头挂上"止庵"匾，开馆收徒，传授医术。同乡管群藩（1398—1480）壮年时拜兰茂为师，自制百草膏治病。管群藩的弟弟管群仁，少年学儒，16岁回家随其兄管群藩学医。管群藩收藏兰茂手稿《滇南本草》附《医门揽要》，使兰茂医学得以流传。管氏世代传承，尤其针灸疗法颇有特色，传承至今。如今，管氏针灸疗法已列入云南省非物质文化遗产名录。

兰茂还编著了《声律发蒙》《韵略易通》《性天风月通玄记》等文学著作，被后世誉为"滇南名士"。

明嘉靖年间（1522—1566）有《滇南本草》最早的抄本，收载药物274种，每味药记述了性味、归经、主治、用法、配方等内容，有的还记录了成药的名称、制法和主治等事项。

明清以来，《滇南本草》成为昆明中药铺的实用指南。云南名医翟玉六创制的立止咳嗽丸（现止咳丸），吸取了《滇南本草》罂粟壳的经验，止咳能立竿见影。

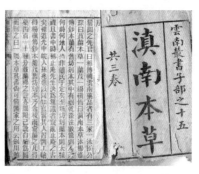

《滇南本草》扉页与序页（昆中药　藏）

后来，名医姚贞白创制的昆明方逍遥散（现舒肝散、舒肝颗粒），在宋代《太平惠民和剂局方》逍遥散的基础上，根据云南的气候特点，增加了《滇南本草》中栀子、粉丹和香附的用法。这三味药材有适宜的民间治疗经验。香附草，昆明称莎草、三棱草、回头青等。有经验的老人，会把它切细，炒焦，入袋，敷小儿肚子疼痛处。兰茂的《滇南本草》详细记述了大理香附的七种制法，载有十珍香附丸的工艺和用法，称香附是"女人之至宝"。自兰茂以来，加香附的逍遥散一直是昆明医师的常用治法。昆明方逍遥散，吸收了民间用香附的经验，使该药更适合昆明人使用。吸收兰茂香附的用法，如今，姚氏妇科已发展成为我国妇科流派中的一大特色流派。

李继昌、吴佩衡等名医，多用北沙参补益阴虚。这个用法，是沿用兰茂《医门揽要》人参易北沙参的经验。民国时期的制药标准《昆明方目》参苓白术散（现参苓健脾胃颗粒），根据兰茂的用法，把人参易为北沙参。这样，使昆明方参苓白术散增强了健脾补阴的作用。

山楂丸，除使用《滇南本草》的山楂、神曲、麦芽外，还采用了香附、黄芩、莱菔子等《滇南本草》里的药材用法，配制为19味组成的大方山楂丸。

清代末期，福林堂、寅生堂等许多中药铺均以《滇南本草》为药典。《滇南本草》地道药材的使用，使云南中成药明效大验。

许多云南特产中草药是该书首次记载，极大地促进了云南地道药材的采集和使用。清光绪丁亥年（1887）兰茂的同乡管濬、管暄重订，请务本堂刊印《滇南本草》（含《医门揽要》）。这次重刊进一步扩大了兰茂医学知识的传播。

清道光年间，植物学家吴其濬等编著的《植物名实图考》，征引《滇南本草》药物70余种。《滇南本草》至今还是药物创新的源泉。

3 药材三行

随明军入滇的军医朱双美，是昆中药历史上最早的制药人。他制药的原料从何而来呢？这得从药材三行说起。

明代初年，沐英平定云南后，就地推行军屯。军队以旗、营、卫、所为单位，分散把守在重要关口。因人口庞大，民间食物供不上，所以朝廷就叫军队自己解决粮草。一边练兵，一边耕田，叫作"三分守城，七分屯田"。每月拿出10天的时间服役，给军士看病供药，服役期间是政府发给工资，供给膳食；另外20天可以自己耕田种粮。

朝廷在军屯后，还实施商屯。商屯也称"盐屯"，专门在驻军和农民之间囤积和运销食盐。政府发给准运的盐引给盐商。盐引，相当于现在的执照。盐商在边疆地区向种粮农民以盐觅粮，再把粮食缴给驻军。起初纳粮换盐，以后出现纳茶、马、铁、药材等物换盐。军医朱双美所用的中草药，由持有政府盐引的临福行、临泰行和临阳行三家供给。

临福行、临泰行和临阳行三个药材行，为明朝持有政府盐引（执照）、享有食盐专营权的商号。开始时，军

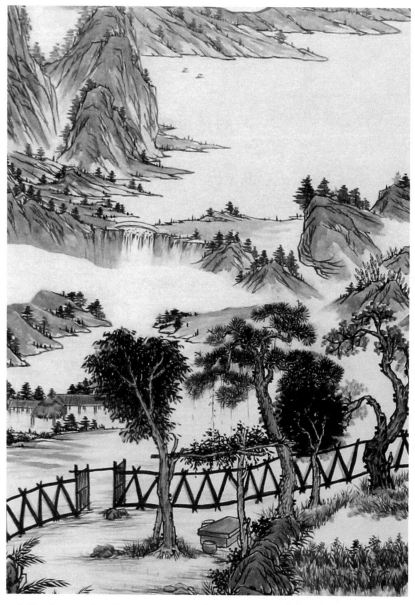

明代昆明山川图（向粼波　绘）

中人多，民间人少，从各地收集的药材，几乎全由军中包了。后来，民间人口越来越多，军中用不完的药，可以供给民间。于是，临福行、临泰行和临阳行三个药材行，承担了供给药材运输药材的任务。

明代几乎没有坐商，药材行的商人称行（háng）商，又称行（xíng）商，流走不定的商人。行商四处收购药材，昆明周边的马街、岗头村等地的村民挖药，卖药给临福行、临泰行和临阳行。

明代，昆明逐步形成了三市街、药王庙、鱼课司街等街市，定期买卖药材。药材，与茶叶、马、布匹、食盐等物资一起，运销省内外，使昆明成为"茶马古道"上的重要驿站。三市街和鱼课司街，现在成为昆明的地名，保留了下来。

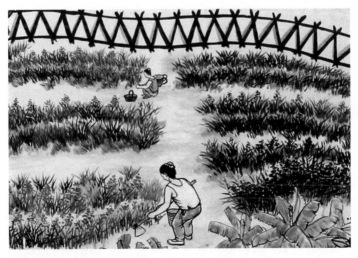

药农采药图（向鹓波　绘）

到了清代，盐引又称行帖、帖子。临福行、临泰行和临阳行继续持有政府准许运销的帖子。随着"茶马古道"的兴盛，行商队伍日益增加。他们把川、浙、广、淮等地的大宗药材运销到本省各地，又将省内茶、马、药材等销往内地，沟通贸易的规模更大了。

清初，行商带动了坐商的出现，中草药开始在昆明立店经营。清乾隆元年（1736）以后，大批客商入滇经营矿业，求医问药的人剧增，临福行、临泰行和临阳行在运销药材时，还在省城昆明文庙直街开药铺兼行医。有六和堂、利济堂、同寿堂、颐元堂、延龄堂、荣厚堂等药铺，多是江西帮设立的。其中，临泰行开设利济堂药铺。药铺采卖茶叶、山货药材和丸散膏丹，混合经营各种货物。

清代末期，位于昆明文庙直街的临泰行改称德生药材行（又称德生行，资方肖衡德；资方代理人傅之骥，别号玉卿）。德生药材行招收江西人陈道本（陈灿南的父亲）、昆明人张仁忠（别号万钟，1911年开设鸿记药号）为学徒，做帮工。位于小西门城门正街的临福行改称天元利（又称天元堂，资方陈力畴），传授药材艺业。临阳行的行帖为西邦公会（原西康省行邦）持有。

德生行，除运输买卖药材外，继续经营利济堂药铺。德生行聘请江西清江县人傅之骥（别号玉卿）为利济堂资方代理人，经管日常业务。傅玉卿于宣统元年（1909）十二月招收昆明人王嘉德为徒，1917年和1919

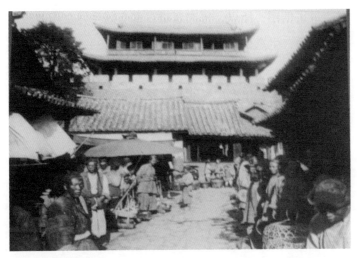

昆明小西门内武成路口，楼名康阜，今已拆除（民国时期，昆明档案馆 藏）

年分别招收昆明人李述尧和陈灿南为徒，在利济堂传授药材艺业。1917年云南总商会改组，傅玉卿（56岁）任会董，推行师徒制度。

几代人衣钵相传，昆明药材供应和手工制药逐渐兴起。后来，张万钟、李述尧和陈灿南分别开设张鸿记药号、协盛昌药号和大德药号（由利济堂改招牌为大德药房），经营山货药材，制售中成药，被称为昆明中药业的"三大金刚"。

业内一直流传着张万钟"三起三落，越烧越发"的往事。清末火烧忠爱坊，殃及池鱼，他家的铺子和药材全被火烧，损失惨重。民国初年，又是火烧"新世界电影院"（教子巷内），张家再遭劫难。但因张万钟平时仗义疏

17

财，最讲信用，所以，每次遇难，都有同乡好友相助，东山再起后，生意更旺。

临福行、临泰行和临阳行三行从明代起采买中草药（中药材），为昆明医师药师提供了原料。清初行商兼坐商在昆明立店经营，成为昆明制售中成药的源头之一。

4 御医制药

军医朱双美药号是昆中药最早的一家起源店。第二家最早的起源店是御医孙光豫的万松草堂。他家以救急丹最出名。

1955年11月，孙永安在职工档案里记载万松草堂开业及经过情形：

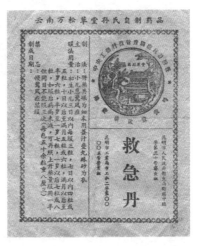

1955年万松草堂救急丹仿单（昆中药 藏）

我店制售成药是由明朝末期先辈人遗留下来的。中间因人事和世变，或畅销或滞销是不一定的。到了满清咸同年间，回汉斗争，遂陷停顿。光绪中，我的父母又渐渐复兴。一九一〇年，我与我妻受我父母的指导，更加整顿，精工选料，渐得群众的信用。至于配制药品，一向系由我与我妻子负责工作。碾叠，则请临时工协助，都是在家中售卖。一九五一年我因土改不在家中，有旧同事赵宝鋆前

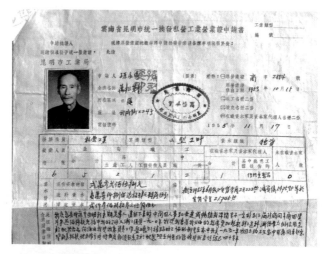

1955年万松草堂营业证申请表（昆明市药材公司 藏）

来招扶，他自作主张将药店开设起来。至于配制现在所售的药，我与我妻经验已四十多年。

　　孙永安的祖辈孙光豫，回族，名医。明代末期，明思宗崇祯年间（1628—1644）被任命为太医院院判。院判是太医院所设的官名，为正五品，在院使之下，协助院使掌管皇宫的医疗事务。

　　孙光豫晚年辞官回乡，在昆明小西门内武成路224号家中为人治病，制售婴孩丹丸（小儿救急丹）、犀角保童丸等成药。清代以来，其子孙继承医业，一直到中华人民共和国成立之后。

　　孙永安，满清时的秀才，日本士官学校毕业。在旧时外蒙古首都库伦练过兵，云南陆军讲武堂当过教官，历任民国时期云南省政府的团长、旅长、总司令、总参谋长、军政司长、省务委员等职。1923年春因政见不合，退出政坛，赋闲在家。因悲天悯人，与妻子沐春槿制售成药，直至1955年。中华人民共和国成立后，系云南省政协委员会委员。

1956年公私合营，万松草堂并入"公私合营昆明市中药材加工厂"。孙永安从加工厂退职在家，沐春槿在加工厂做包装工。

军医朱双美和御医孙光豫创制和出售昆中药历史上最早的中成药——小儿化风丹、朱氏善用水酒、小儿救急丹和犀角保童丸等药品。两家与其他药铺一起，共同创造了昆明丰富的中医药文化。

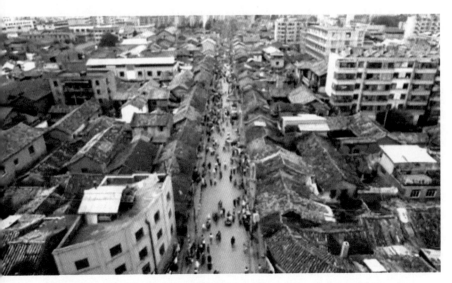

1980年的武成路（已拆除，今为人民中路）

清朝时期

5 梅花老人

郑氏女金丹问世于清康熙年间（1662—1723），其时，有位天津名医郑禹臣，号梅花，人称梅花老人，学识渊博，医术精湛，尤其擅长妇科，有手到病除、妙手回春之功。求医者络绎不绝。

有的患者，苦于求医路途艰难，便建议老医生，将专治妇科疾病的配方，制成丸药，方便患者，扩大销路。郑老医生欣然采纳。遂以配伍精当的处方，制成丸药。

病者服用后，均收到理想的功效。有些患不孕症的妇女，曾因服用了此药而得子，郑家便以"麒麟送子"为商标，取其吉祥如意、喜得贵子之意。

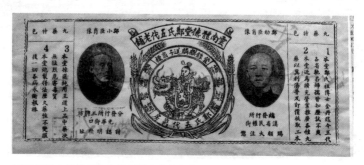

1938年云南体德堂印有麒麟送子商标的仿单（郑家声　藏）

当时，但凡服用此药的人，无不交口称赞说："郑氏之药，疗效显著，真如太上老君之金丹妙药！"郑氏女金丹遂得其名。

"后来，梅花老人的第三代孙郑儒兰迁居云南，便将女金丹的秘方带到了昆明。在运用中，他们又根据南方的气候特点、发病情况及用药习惯，对女金丹原方做了适当加减，使之发展演变成一个并蓄南北用药之精、有38味药的大复方。具有适应性广、疗效显著的特点，号称'妇科圣药'，行销省内及上海、广州等地。"——《云南省志·医药志》这样记载。

郑氏女金丹是保产药、安胎药，因此旧时又称"郑氏保产安胎达生丸"。

郑氏女金丹的功能与主治是："补气养血，调经安胎。用于气血两亏，月经不调，腰膝酸痛，红崩白带，子宫寒冷。"通俗地讲，妇女月经期、怀孕期、哺乳期皆容易损耗阴血。郑氏女金丹中的熟地黄、当归、阿胶、白芍可滋阴养血，川芎、延胡索可活血止痛，益母草、淮牛膝则活血调经，"血不足则心失其养"，故以朱砂、酸枣仁养血安神而镇惊。"气血相生，气行则血行"，故以黄芪补气，再以适量香附、木香、陈皮行气，使气血调和，再配以其他药材，补肾安胎。

"过去，制造郑氏女金丹时，要贴一层羊皮筋。那时手工做，先把羊皮垫在木框里，再放入金箔，用锤子打金箔，打到金箔薄得像一张玻璃纸一样，这种东西叫羊皮筋。一颗药丸贴一个小指甲壳大的羊皮筋，这个羊皮筋不光是为了好看，它也有镇定的作用，就是能够保证孕妇心神安宁。"体德堂的后代郑家声回忆道："后来的郑氏女金丹，用蜡壳代替了羊皮筋。因做工精细，放置几年仍然红彤彤，金灿灿，不变质，如金丹一样。"

据史料记载：1846年，15岁的皇子爱新觉罗·奕詝（道光帝的第四子，称四阿哥）被立为储君。一次到南苑围猎时，从马上坠落下来，折断了大腿骨，从此留下残疾。1850年奕詝继位，称咸丰帝。

1852年，颇有心机的叶赫那拉氏（后称慈禧太后）入宫。她喜欢玉兰，咸丰帝也喜欢玉兰，叶赫那拉氏获得咸丰帝的宠幸，被赐号兰贵人。次年晋封为懿嫔。懿嫔知书达理，书法出众，常帮咸丰草拟圣旨，深得咸丰帝的信赖。

咸丰帝嗜好吸鸦片，美其名曰"益寿如意膏"。这使他身体每况愈下，叶赫那拉氏也因此小产。于是，懿嫔想起云南的保产药。

入宫前，懿嫔的父亲惠征曾被派到云南建宁县（今曲靖市）为官。叶赫那拉氏小名为玉兰，人称玉兰姑娘，年幼时随父来到云南，对当地民间有所了解。入宫后，云南知府每年上贡，其中有云南土特产、药材等贵重物品，郑氏女金丹就在其中。懿嫔知道云南有保产药，自己试用郑氏女金丹后，面色红润，身轻如燕，更加受到皇帝的宠爱。

1856年，懿嫔生皇长子爱新觉罗·载淳（后来的同治皇帝）。一向体弱多病的咸丰帝非常高兴，封她为懿妃。懿妃奏明皇上，皇上封赠云南体德堂郑儒兰为"奉直大夫"称号，赏五品花翎顶戴，赐黄马褂和鹦鹉绿八人大轿。

懿嫔把进贡来的贡品分赐姐妹们。宫女如果有腰痛、腹痛、面黄肌瘦等症状，服用郑氏女金丹，效果甚佳。每年云南地方官都把郑氏女金丹等中成药进贡朝廷。朝廷总是给以一定赏赐和封号。后来，又给予云南体德堂郑廉臣"中宪大夫"的称号。这个称号相当于文官中等阶衔，是对朝廷有功人员的奖赏。此外，还赏赐一些绫罗绸缎等物品。这样，郑氏女金丹的名声很大，不断制售，并传到民间。

中华人民共和国成立后，1956年公私合营，和其他80多家老药店一起，郑氏后裔将自家的实物资金折合现金入股，加入"公私合营昆明市中药材加工厂"继续生产，服务于人民群众。体德堂使用

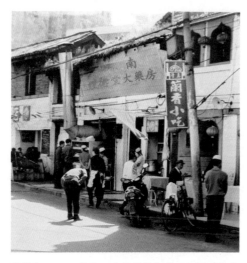

顺城街41—43号为云南体德堂制药厂旧址（郑家声 提供）

过的土乳钵，一直传了下来，是公私合营的见证物。

1979年，郑氏女金丹被评为云南省优质产品。

现代医学证实，对气血两亏、屡经小产、产后虚弱、腰酸腹痛、宫寒不孕等妇科疾病，郑氏女金丹均有显著疗效。

6 阮氏祖传

清初，张献忠大西军的余部孙可望、李定国及吴三桂先后进入云南，自立为王。康熙二十年（1681）二月，清军"满汉兵数十万至滇"。十月，攻克云南省城，摧毁吴三桂余党，赈济灾民。大西军中，有军医，称"随营军医""行营水师"。有名的，如陈凤典，史称"有接骨神术"。这些军医把医药由内地带到云南，是云南中医药史上继明初之后的第二次大规模医药迁移。一部分军医随军镇守云南，医药得以流传下来。

清康熙年间，处于清代初期。那时，阮氏上清丸就在昆明出现。在家庭作坊中，由手工制作，自制自销，供顾客使用。虽然规模不大，数量不多，但是一直制售阮氏上清丸，没有中断，沿用至今。

档案是历史的真实记录。凭借档案，人们可以看清历史走过的轨迹，追溯文明的源头活水。昆明市档案馆档案显示，民国十一年（1922）十一月十六日阮锡九在一份申请书中说"自祖辈制造上清丸发售，至今二百余年"。以此推算，至少在清代康熙在位（1662—1722）时，阮锡九祖辈即制造上清丸。至于阮氏祖辈是否为军医，则无据可考。

清末，阮氏上清丸已传入四川等地。

扬子江边的纤夫，歌声嘹亮，号子清澈，为人称道。清末，这些纤夫身边常带着昆明产的阮氏上清丸。《云南省志·医药志》记载："阮氏上清丸，功能清喉头，治脖子疼，尤为扬子江畔的纤夫所喜用。他们常用一小瓶装上数粒，拉纤呼号口干舌燥时，便嚼含一两粒，煞是舒服。"

清代，医药技术主要靠家传，也称祖传，由一个家族一代接一代地传承。为保证医药利益，规定传男不传女、传内不传外。再加上清代沿袭明代的制度：士农工商皆为世袭，不得改籍。因此，医药技术传承较稳定、持久。相传二百余年，贯穿了清代始终。朱氏、孙氏、郑氏、阮氏等昆明私人作坊，家庭传承都属于祖传的方式。

民国时期，制造阮氏上清丸的是阮锡九，住在昆明熟皮坡（今长春路中段）二区五段三十三号。

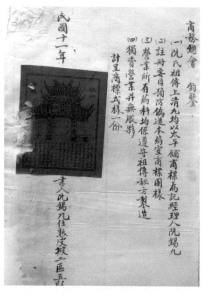

1922年阮锡九注册太平铺商标的申请（昆明市档案馆 藏）

1922年11月，市面上有冒充阮氏上清丸的假货流行。阮锡九想，本店是独资营业，并无股伙，也未委托别人生产，怎么会有冒牌货呢？于是，他设计了一张太平铺商标，申请注册商标保护，防止伪造。11月16日，其向政府递交了一份申请书。次日，经云南商务总会会长张荫俊、副会长董绍衡签署，云南商务总会拟制公函将此事转报昆明县署。请县署查核注册，并印发执照。11月30日，昆明县知事刘盛恒签署，准予注册，并填印执照，复函云南商务总会。云南商务总会随即转发给阮锡九执照一张。

太平铺商标，图案为三檐四簇龙凤图，意寓阮氏上清丸配伍精美。底檐悬挂"阮氏"二字，两字间竖起"太平铺"的牌子，下面是横匾"祖传上清丸"，亭柱挂楹联一副：世传数代，并无二家。

注册商标下，有启事一则：

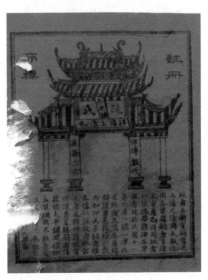

1922年阮氏上清丸注册商标与启事（昆明市档案馆 藏）

启者：本药室所售之上清丸系用瓦瓶（装）。近因各界赐顾者多嫌笨重，屡劝改用纸盒以便携带。难拂各界雅意，兹于民国十一年九月一号一律改用纸盒。又恐各省赐顾，特于盒内加印太平铺商标为像，以征改用纸盒之意，并杜奸商假冒。往后，贵客赐顾者，请认明太平铺商标纸盒装潢，庶不致鱼目混淆。特此奉白。阮锡九披露。

　　阮氏上清丸于1939年被列入昆明市药材业同业公会《昆明方目》，称为"上清丸"。1953年3月，制售阮氏上清丸的药铺在昆明市卫生局登记的名称为"云深处松鹤庐药房"。店主为李赞宣，地址为如意巷58号。除阮氏上清丸外，"云深处松鹤庐药房"还制售补肾丸、调经丸等成药。

　　民国末期，云深处松鹤庐药房用精美的木盒子盛装阮氏上清丸，销往中国香港及东南亚等市场，名盛一时。

　　1954年3月，昆明市工商业联合会药商业同业公会以"上清丸"之名列入《昆81方》。公私合营后，由公私合营昆明市中药材加工厂生产。

　　1974年，经过规范，"上清丸"的技术质量标准列入《云南省药品标准》。1997年，在地方标准上报部颁标准时，为了与部颁标准十册已收载的同名异方品种"上清丸"相区别而更名，更名时考虑到该药在历史上的影响而沿用最初的名称"阮氏上清丸"。1998年，《卫生部药品标准》收载时，该药正式更名为"阮氏上清丸"。

　　为了保护专利权人的合法权益，鼓励发明创造，促进科技进步，1984年3月12日第六届全国人民代表大会常务委员会通过《中华人民共和国专利法》。《专利法》的实施，为新技术织密了保护网。

2011年7月27日，昆中药公司获得"阮氏上清丸的质量检测方法"发明专利证书，取得自主知识产权。阮氏上清丸获得国家专利保护，为防止假冒，

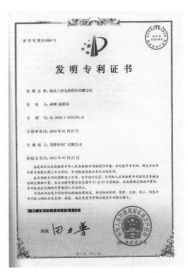

2011年7月阮氏上清丸发明专利证书
（昆中药综合档案室 藏）

架起了新的"防火墙"。2015年，以"口咽清丸（阮氏上清丸）"之名，阮氏上清丸的药品标准载入《中华人民共和国药典》。

阮氏上清丸创制300余年来，从私人传承走向组织传承、从商标防伪走向专利保护，传承和保护体系得到前所未有的巩固。

7 福泽杏林

昆明老城区，光华街和文明新街交汇处，有一座三层木楼，扇形八面封，门头挂着"福林堂"三个大字，这是福林堂中药铺。福林堂的故事，得从清初说起。

福林堂的始祖是李德。李德是湖北省黄州（现黄冈）人。据1952年档案，第九代李炳然记载福林堂早期的简历：李德"于清初贸易至滇。至六世李荞林于咸丰丁巳年

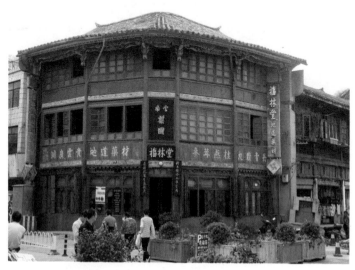

位于昆明光华街的福林堂老铺（杨祝庆　摄）

兵燹后，昆巾疾病特多，乃成立福林堂于光华街。七世李玉卿兼行医。嗣弃世后，家务由曾祖母张氏照料，铺务由何经元经理"。

李氏始祖李德入滇于清朝初期。李德到昆明后，"安家于昆明郊区大板桥，娶一当地民族女子为妻，以采挖草药，走乡行医为生"。

李家世代为医，到李荠林已传六代。六世李荠林时，已是清朝晚期，清咸丰年间。此时正值太平天国运动时期，在太平军的协助下，云南各地回民纷纷起义，其中杜文秀领导的一支起义军势力最大。势力从大理波及昆明。起义军攻下昆明后，大观楼被毁，城墙被破，大批难民流离失所。

大兵之后有大疫。起义军和清军相互厮杀，人口大量流动，鼠疫蔓延，遍及三迤。昆明死亡或逃散者不计其数。"十着九难生，死亡十万人。"

清咸丰丁巳年（1857）兵燹后，李荠林携家迁到昆明城中，在光华街（现福林堂铺址）租了一单间铺面，以卖药为生，福林堂药号开业。因铺面狭小，称"簸箕堂"，这是福林堂的雏形。

福林堂开业前后的具体情形还有另一种传说。据云南省中医医院原院长吴生元回忆：听上辈人说，福林堂是福建人林氏开的。原来叫林氏药堂。林氏因战乱，要回福建去，才转让给李家。李家接手后，在前面加了一个福字，

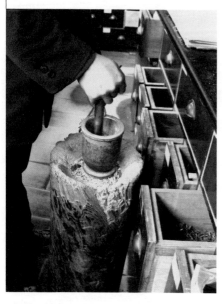

福林堂捣药用的铜擂钵（杨祝庆　摄）

简称福林堂。

关于店名，还有另一个说法，由于接手的为湖北人李荠林，昆明方言说湖为福，店主名中有林字，因而简称为福林堂。福林堂名称不仅因店主而起，还暗合福泽杏林之意。

杏林为医药的代称。三国时名医董奉治病不收钱，只要病人在堂后栽杏树，重症者栽三棵，轻者一棵，久而久之，杏林成荫。饥荒时杏可救民，平时做药。董奉医德，福泽杏林，一时传为佳话。福林堂开业时常常为贫穷者免费施治，每月初一、十五减价一半，渐得病家信赖。

不管哪种传说，可征信的是福林堂由李荠林创建，李玉卿拓展。李荠林之子"七世玉卿兼行医"。堂前看病，店后切药、晒药。父传子受，世传家业，是旧时中医药传承的通常方式。全家共同经营药铺，"所售药品以不欺顾客为宗旨"。生意旺盛，渐有积蓄。于是，从"簸箕堂"扩建为"八面封"。

福林堂现今的三层瓦房，在李玉卿的操持下建盖起来。

福林堂老铺碑文显示："福林堂。时代：清代。建于清代咸丰年间，为八面封铺面，典型的晚清民间建筑。土木结构，三层楼房，三层雕花封檐板，坠脚均雕花。福林堂创办于清咸丰年间，经营中药、丸散，世代相沿。制造的成药如再造丸、糊药、烧腰散、制木瓜等都很有效、驰名，是昆明城区历史悠久的药店之一。"从咸丰丁巳年（1857）创立到光绪十一年（1885）李玉卿逝世前，近三十年，是福林堂茁壮成长的时期。

8 精工楹联

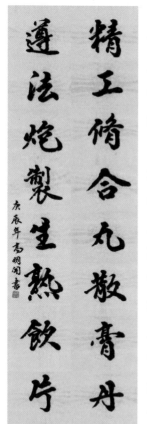

精工楹联（高明开　书）

"精工修合丸散膏丹，遵法炮制生熟饮片。"这是昆中药起源店之一福林堂的店规，后来成为昆明中药业的行规。2017年6月，这副楹联被确定为昆中药的制药信念（《昆中药企业文化行动指南》）。

这副楹联的事迹和来源如下："福林堂，经理李炳然，其祖辈创始于清咸丰年间（丁巳年，公元1857年）。经营汤药、丸散，世代相沿。李炳然的父亲在世时，对业务力图振作，营业由小而逐渐旺大。每年冬季，补品中的鹿茸及滋补丸药等项，多能畅销。……历史悠久，成为药材业中之翘楚，昆明基础健全之典型。……制造的成药，如再造丸、糊药、散药、制木瓜，都很有效而驰名。"（《昆明市志长编》卷七）

李玉卿之子李复初，十二岁当学徒，

学习药材艺业。经过几年的磨练，熟识药材，能准确辨认真伪。经手药材买卖前后十余年，从不假手旁人。"由昆采购鹿茸至川省销售，所售之款又由川采购各种药材运滇销售，如是者十余年。"（昆明市档案馆，档号：28-73-116）号内之事由其兄李瑞生管理。兄弟俩配合无间，生意逐渐旺盛，一直沿袭到中华人民共和国成立前。1945年和1947年兄弟俩先后去世，由李炽卿和李照共同照料业务，李炳然任号内经理。李炳然辈继承祖业，货真价实，童叟无欺，扶危济困，赢得了许多主顾。

现在，福林堂老店大门两边仍挂着这副对联："精工修合丸散膏丹，遵法炮制生熟饮片。"据老药工回忆，旧时，此联为民国时期昆明文化名人陈荣昌（1860—1935）所题。原联在"文化大革命"中被毁。现联为20世纪90年代修缮古建筑时仿制的。这副楹联是旧时福林堂的店规，也是昆明中药业的行规。

一进福林堂大门，便能看到立柱上的木牌，上书："本堂药料选办最精，参茸燕桂必择其尤，饮片丸散精益求精，药真价实包换来回。"承诺真实不欺。药材售价比别的药铺高些，但都是好药。不论是黄芪、怀药、秦归、党参、枣仁、茯苓等大宗药材，还是犀角、三七、熊胆、麝香、牛黄、人参、鹿茸等川广云贵和全国各地的地道药材，福林堂不惜花重金购买。

1956年，昆明地区中药业全行业公私合营，原私营药

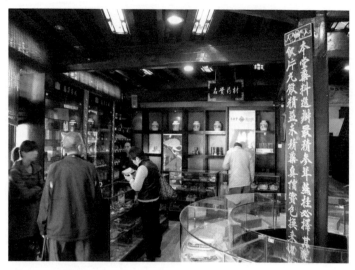

福林堂老铺大厅（杨祝庆　摄）

铺的销售门店合并成立"公私合营昆明市药材公司"。同时，原私营药铺的中成药加工作坊合并成立了"公私合营昆明市中药材加工厂"，专门生产传统的名优中成药，供药店销售。福林堂李炳然，任该厂的配药技师，负责原福林堂的再造丸、糊药、银翘散等品种的传统制作。包括福林堂在内的整个中药行业的制药技术和行规被继承下来。

2014年12月，昆中药在厂区恢复悬挂"精工修合丸散膏丹，遵法炮制生熟饮片"的楹联，继承前贤留下的制药法度。

9　衡源保龄

清光绪十二年（1886），昆明人杨鉴衡和杨平山兄弟两人，在南大街（1937年改称正义路）215号，创建店铺，以杨鉴衡之衡字为号，招牌起名为衡源号。起初，主做烟灰，通销北京；兼办山货药材。后因朝廷有禁烟命令，即收歇烟业，专意创做丸药。清光绪十八年（1892），加开保龄药室，合名为杨衡源保龄药室，专售药材山货。

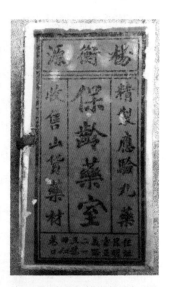

清末，杨衡源保龄药室药盒（昆中药综合档案室　藏）

杨衡源送侄儿、杨景商之子杨本洲（别号瀛仙）外出学习药业。学成之后，杨本洲奉叔叔杨衡源之命，于清光绪癸卯年（1903）回到保龄药室，受命管理药室事务。杨本洲每月从药室领取月费。经过杨本洲十九年的苦心经营，杨衡源保龄药室兴盛一时。

杨衡源去世后，其子杨本澍（别号润生）和杨本濬（别号漪川）兄弟起意想独自经营药店，邀集亲友公议，威逼杨本洲迁出。杨本洲以人贵自立为心，毫不计较，遵从公议，分家迁出。民国十年（1921）三月，杨本洲从堂弟杨本澍和杨本濬分家，另立门户，在庆余巷11号开设杨衡源瀛仙药室。不料，招牌立起后，弟弟杨本澍和杨本濬不准哥哥杨本洲用"杨衡源"三字，状告杨本洲商标侵权。杨本洲则认为，杨衡源招牌系先辈所创，后世子孙无不可继用。经云南总商会公断处评议员调解，两家同用。

分家后，杨衡源保龄药室由杨润生经管。杨润生8岁起在家读私塾，14岁在店内跟随父亲杨鉴衡帮助照料，并学习药材业务。一直学到民国十年三月分家。民国二十八年（1939）因日军轰炸昆明，杨衡源保龄药室药铺疏散到通海。其后三年，杨润生的长子杨震三为巩固自家基业，

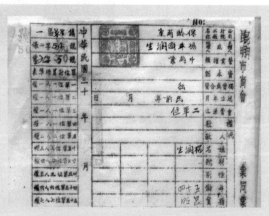

1944年保龄药室登记表（昆明市档案馆　藏）

脱离教育界，返家帮弟杨立志，共同经营杨衡源保龄药室。杨震三负责出纳银钱，杨立志负责擀药。

中华人民共和国成立后，出纳银钱仍是长子杨震三负责，次子杨立志负责擀药，业务方面、账务报税由掌事先生裴子益全权管理，杨润生购买货物及提调一切。1952年杨润生61岁时，保龄药室店员有裴子益、杨俊卿、胡占洲、李炯春、杨宽、马鸿义、丁贵华和张晋武八名，还有张永福、邓少禄和陈进三名学徒，家大业大。配制参茸卫生丸、保肾丸、女金丹、八珍丸、十全大补丸、归脾丸、补中益气丸等中成药。

杨衡源瀛仙药室，与杨衡源保龄药室分家后，迁出，店铺一度设在正义路庆余巷4号；保龄药室仍在正义路215号。瀛仙药室的店主是杨瀛仙，其子杨卓三跟随父亲学习和经管药店。瀛仙药室雇用营业员朵耀、工人王植和韩文

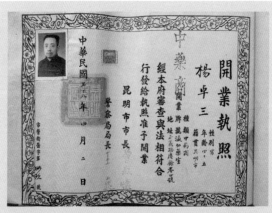

1949年4月瀛仙药室开业执照（昆明市档案馆 藏）

彬。1949年4月后收学徒朱德昌，做帮工。

1956年公私合营时，保龄药室和瀛仙药室资产并入"公私合营昆明市中药材加工厂"，当时登记的资方姓名分别为杨润生之子杨立基和杨瀛仙妻子黄淑玉。保龄药室杨震三妻子李月冰进厂后任秘书股职员，杨立志进厂后在丸药组擀药。瀛仙药室黄淑玉任公私合营后的店铺保龄药室的主任。王植和朱德昌师徒及其他店员一起进入厂里工作。朱德昌先后从事制丸、采购等工作，1985年12月获得国家医药管理局"老药工荣誉证书"。

自杨鉴衡、杨平山→杨瀛仙与黄淑玉、杨润生、杨淆川→杨卓三、杨震三与李月冰、杨立基、杨立志、王植、朱德昌→李墨轩、李正文→王汝生、李美珍→普丽君、杨颂雯、钱进、王隽→……至今，形成持续的传承谱系。这家衡情源理的昆明中药业大户，药材识别及其成药技术根深叶茂，源远流长。

10 玉六止咳

清末民初，肺病致人死亡，在云南数不胜数。这种古老的疾病到了清末成为常见病、多发病。因肺病（包括咳嗽、喘证、哮证、肺胀等）而死亡的贫民更是不计其数。

云南历史上肺结核、呼吸系统疾病严重，昆明也不例外。据民国时期的统计，仅昆明市巡回医疗队景星镇卫生所民国三十七年（1948）7月诊疗的323病例中，大叶肺炎9人、肺结核11人、其他呼吸系统疾病63人，占25.7%。

肺病种类繁多，但主要症状不离咳、痰、喘三症。为治疗肺病，许多有识之士开出了有效的药方。翟玉六，采用云南中药就地取材，创制了止咳丸。其后辈保存的碑文拓片，记录着翟玉六传奇的一生。

翟玉六（1828 −1927），字兆瑞，号玉六，祖籍四川会理。他自幼喜爱中医药，在校求学时受祖父影响初识医书，帮助父亲翟镜舫

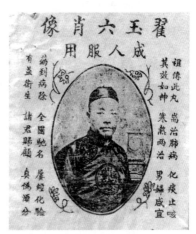

止咳丸药袋上的翟玉六肖像（1951年，昆明市档案馆 藏）

给乡邻看病。20岁时遵照父亲的训示，外出游历访医。在外十年，他遍访地方名医，吸取别人的经验，穷究医理，广识药材。30岁时，父亲生病才返回四川，专心在蜀地行医。

一天，翟玉六在重庆一带行医时，来了一位商人，他说自己浑身奇痒，不知先生有何良方。翟玉六给他开了几包药，商人服后有所缓解。过了几天，商人特意上门感谢。这位商人就是被誉为"钱王"的云南巨商王炽。他在云南昆明开设同庆丰总票号，在外埠开设天顺祥分号。来到重庆时，结识了翟玉六。

光绪甲午年（1894），王炽返回昆明。不久，背部生痈（毒疮），腐烂到骨头，日夜号啕大哭。本地医生看过多人，仍无松动。忽然，他想起曾给他看过病的翟玉六，便差人延请翟玉六来昆治病。翟玉六一到，王炽问他："染上这痒子病，我还能活吗？"翟玉六诊断后，给王炽抓了几副药，说："内体无大碍，若调养得时，尚可万福。王炽心喜，留住府内。"翟玉六根据王炽的起居、饮食、生意、年龄等情况，给他仔细调养，如限制腥荤、搀扶走动、生意交他人经管、茗茶静养等。经过半年的治疗，翟玉六终于治好了王炽的顽疾。

在昆明停留期间，云南府的知府正患肺病，整日咳嗽不止，时有咳血，生命垂危。王炽推荐翟玉六给知府看病。翟玉六初方后，止住了咳血；复方后咳嗽缓解；五方

44

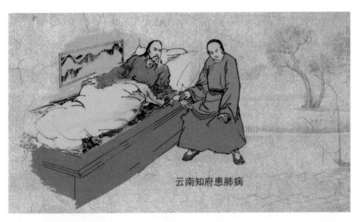

云南知府患肺病

翟玉六为云南知府把脉（昆中药 藏）

后气喘均匀；一个月后肺病痊愈。知府重金酬谢，翟玉六坚辞不受。自此，"翟止咳"的名声逐渐传开了，在云南中医药界享有盛名。

又住了些时日，翟玉六母亲生病，他便返回四川。云南府的知府念及他的救命之恩，再三写信邀请他迁居昆明，翟玉六还受到王炽的邀请。光绪三十三年（1907），他取得家人同意后，便举家迁至昆明。在威远街藩台衙门附近，开起了玉六堂（后称"翟玉六药房"）。

清末，城乡环境糟糕，一些留洋回国的知识分子，倡导卫生知识，从官方到民间，卫生的观念渐渐为人民所接受。因环境糟糕而出现的肺病，肆意横行，民间谈虎色变，偏僻地区更是束手无策。翟玉六急病人之所急，总结自己的治疗经验，继承祖父翟庚唐、父亲翟镜舫的处方传统，结合当时云南出产"土膏"的实际，在家传验方的基础上，创制"立止咳嗽丸"。止咳丸问世后，百姓争相购买。很快就销往广东、上海等地，一度出现"远近函购，日不暇给"的兴旺局面。

王炽会同云南府知府与巡抚等人，向朝廷推荐翟玉六，进献止咳丸供宫廷使用。朝廷遂颁诏，封翟玉六为奉正大夫，赏五品花翎顶戴，赐黄马褂和鹦鹉绿八人大轿，其夫人何氏也被封为宜人。

翟玉六止咳丸，因加入了云南地道药材罂粟壳、贝母、薄荷等，疗效显著。翟玉六药房对五岁以下的小儿，制有"小儿咳嗽丸"，定价不二，童叟无欺。这个成药，对遏制肺病，发挥了独特的作用，救人无数。

1916年，名士袁嘉谷与赵藩上门拜会翟玉六，袁嘉谷亲撰"良医也"三字夸赞他，赵藩也称他"痌瘝在抱（音为 tōng guān zài bào，意为把别人的痛苦放在心里）"，

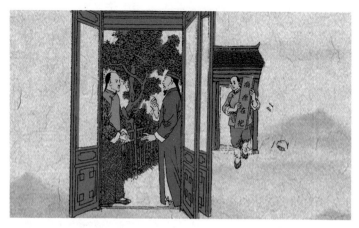

袁嘉谷向翟玉六赠匾（昆中药　藏）

并引用"不为良相，当为良医"相赞许，两人还嘱咐云南姚安著名画家赵鹤清刻撰"良医也"和"痌瘝在抱"金匾，悬挂于翟玉六堂正厅，表彰翟玉六的医术和德行。

玉六堂及其止咳丸，中华人民共和国成立后并入现昆中药。据翟玉六孙翟昌礼回忆，"痌瘝在抱"匾悬挂于翟家大门上方，备受尊崇。该匾在"文化大革命"中被毁，未留下遗迹。

后来，有人猜测，翟玉六治愈的云南府的知府，是否为肺结核？知府的方药是否立止咳嗽丸方子？止咳丸是否对肺结核有效？这些都不得而知，留待后人去探讨。

1951年，翟玉六将自己的肖像印在止咳丸药袋上，作为防伪标志。在这个药袋上，写着"祖传此丸，专治肺病，化痰止咳，其效如神，寒热两治，男妇咸宜"。这句话提到"肺病"，而肺病的种类很多。

2014年12月，昆中药在厂内恢复悬挂"大药厚德，痌瘝在抱"标牌。它的意思是：制药人当有高尚的职业道德，把百姓的疾苦放在心上。这是历代昆中药人恪守的药德药道，与药工药师治病救人的职业使命是一致的。

2016年7月，昆中药把"大药厚德，痌瘝在抱"确立为企业使命，激励员工为实现这一崇高使命而奋斗。也就是说，每一个昆中药人都应肩负起大药厚德、痌瘝在抱的重大责任。治病救人，真诚关怀患者疾苦，才能赢得患者的信赖。

民国时期

11 邮售金丹

清末和民国时期，中成药还只是城里小康之家的奢侈品。由于交通不便，运力有限，地州各县普通百姓基本与药绝缘。即使富家大户，急需服用时，也只得来昆明购买，费时费力。体德堂首创邮购业务，解决了这一问题。

体德堂是昆明最古老的药铺之一，制售的郑氏女金丹，有补气养血、调经安胎的功能，是珍贵如金的妇科良药，风行一时，省内外都很驰名。

体德堂传到第四代，发展到鼎盛时期。体德堂店主郑廉臣在昆明民权街58号，新修西式门铺面，挂起"云南体德堂大药房"的招牌。这条街清代称三蘷巷（蘷，tú，音涂，旗子的意思），一直是昆明的旺地，生意兴隆。而制药房兼售货处则设在不远处的二蘷街（现民生巷）168号，挂着"体德堂制药厂"的牌子，产量也不小。除生产"郑氏女金丹"外，还生产"小儿健脾丸""小儿化虫清肝散""男科壮阳种子丹"等中成药。

为解决外地患者急需，扩大业务，第五代传人郑筱臣和郑幼臣兄弟俩，吸取上海等地大城市办邮购的经验，从

1916年起开展了邮购业务。外地患者只要汇款来昆，简单附上所购品名和数量，体德堂即把成药邮寄过去。

后来，体德堂对邮购给予优惠。"女金丹"每盒售价1元，"种子丹"每打（12盒）售价2元。外地邮购，一次超过5元，则邮费由药铺承担。不通汇的边远地区，可以变通用小面额邮票，代付药款，邮票按面额的九五折计算。为鼓励多购，体德堂又规定，一次外购"女金丹"1箱（6打）的，赠送"种子丹"3打；一次外购"种子丹"12打的，则赠送"女金丹"两盒。

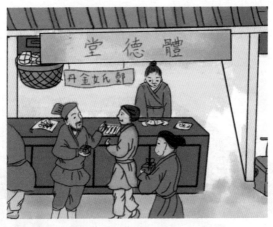

体德堂国画（昆中药 藏）

1935年，他们派侄子郑硕甫在贵阳开设"云南体德堂"分号，并经杨大安堂，委托正大公司将"郑氏女金丹"销售到中国香港、澳门地区及东南亚一带。

抗战时期，内地许多人南迁到昆，昆明渐渐热闹起

来。原本火热的电影、歌舞等娱乐活动更是热闹非凡。郑
筱臣打听到，在电影放映前，可插入幻灯片做广告，于是
联系电影公司，打起女金丹的电影广告。

郑筱臣绘制了"郑氏女金丹"彩色幻灯片做广告，
在南屏电影院、大光明电影院放映。"祖传秘方，送子金
丹"的名气，一下子被观众传开了。

外地邮购和打电影广告，方便了患者，扩大了体德堂
的名声。就这样，体德堂成为云南首家使用电影广告的中
药店，也是最早开展中药邮售业务的药房。此后，这些措
施被其他药铺纷纷效仿。

抗日战争胜利后，为了支持云瑞公园拓宽改造，建设
抗战胜利纪念堂，体德堂老铺和老厂房先后拆除，郑筱臣

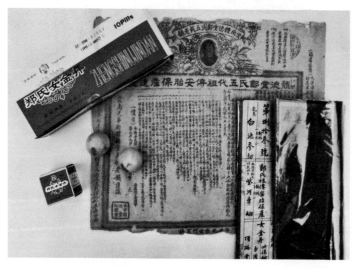

1906年昆中药老店体德堂郑儒兰传给后代的《郑氏宝筏》、仿单和药丸。左
上为1982年"郑氏女金丹"药盒（郑洪冰　藏）

把药铺搬迁到光华街口，称"父子体德堂"；制药厂则设在顺城街41—43号，前店后厂。后厂有两个天井、两个后院，是典型的"一颗印"式昆明居民建筑。同时，其侄子郑嘉彦、郑嘉宾在民权街，开设"兄弟体德堂"，两家继续生产郑氏女金丹。

12 聂母制药

聂成春，别号鸿仪，聂耳的父亲，早年在玉溪城内家庭行医兼制药，制售的成药有神效疳积散、救急对丹膏、复阳回固本膏、止戒洋烟丸、偏正头风膏、止咳益气膏、如意紫金膏等。

1902年，聂成春在昆明开设成春堂药房。药房原在昆明市登仕街中段（后称庆云街），后迁移到甬道街东廊中间（现甬道街72号），双合铺面。聂成春看病，妻子彭寂宽抓药，兼售经验成药。每到夏季，农历初一和十五两日，还赠送截疟丹，用于防治地方病疟疾（俗称"发摆子"）。

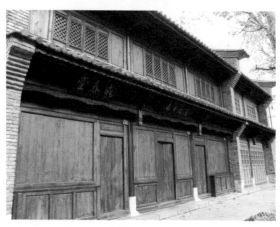

成春堂药铺（现聂耳故居，昆明甬道街72号）

1912年2月14日，聂耳出生在成春堂（现聂耳故居）。聂耳少年时代和父母居住在这里。1916年，聂耳四岁，父亲聂成春去世，母亲操持着药铺。聂耳的外祖彭寿山，祖籍新平县漠沙镇，傣族，自幼随赶马人流浪四方，后来定居峨山县。早年彭寿山患病，到玉溪县被聂鸿仪治愈。彭寿山对聂鸿仪说："你这手艺，真是着手成春呀！"他看重聂鸿仪，便将女儿彭寂宽许配给丧偶的聂鸿仪为妻。彭寂宽嫁到聂家后，协助聂鸿仪，行医治病，掌握了不少医药知识。

1930年7月，聂耳自省立第一师范学校毕业，赴上海当店员。云南是聂耳成长的摇篮。在云南的十八个春秋，为日后聂耳走上音乐道路奠定了坚实的基础。1935年3月，聂耳为《风云儿女》创作《义勇军进行曲》。中华人民共和国成立后，《义勇军进行曲》被定为国歌。

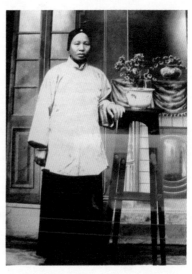

聂耳去世后，成春药房搬到威远街，1950年搬到庆云街159号，铺房一间，彭寂宽经管药铺，聂耳的二哥聂紫铭参加销售。自制各种国药成药，代售其他普通成药。自制成药有疥疮药、珍珠琥珀膏、健脾扫毒丸、夹汗药粉及各种膏药。

聂耳母亲彭寂宽公私合营后是昆中药职工（玉溪聂耳纪念馆 藏）

中华人民共和国成立后，据体德堂的郑家声回忆：成春堂的彭寂宽先被安排到加工厂在沙朗巷的丸药组，与体德堂的赵维丰、蒋文英等原家庭制药人一起工作，制作蜡壳和蜡壳包装丸药。一次，彭寂宽把中央代表团送给她的糖果带到组里，分给同事们吃。当时物资紧缺，郑家声的母亲赵维丰舍不得吃，把糖果带回家给郑家声这些小孩子吃。郑家声说，回想起来，仿佛就在昨日。

彭寂宽曾为中国人民政协昆明市委员会的委员，1956年12月23日因病逝世。云南各界集会追悼。《人民日报》1957年1月8日第8版做了报道，颂扬她治病救人的高尚品德。

13 大黄起家

"大安堂创于宣统二年（1910）系合伙经营，……开设在南门正街，经营汤丸药，兼营香港进出口药材。"（《昆明市志长编·卷七》）

"杨大安堂，清宣统二年（1910），大理凤仪人杨尚文在昆明南门正街（现正义路）租赁清真寺房产铺面，创建'大安药室'，经营汤药、丸散，兼营香港进出口药材。"（《云南省志·医药志》）

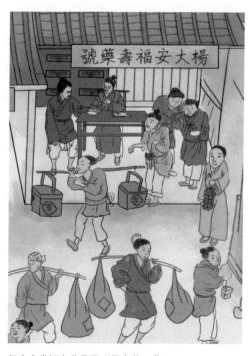

大安堂早期的主要业务是香港进出口药材。杨兴周（号尚文）及其长子杨畴五、次子杨集五

杨大安堂福寿药号图（昆中药　藏）

等人，每年数次往返海防、香港之间，把加工认真、质优价廉的麝香、三七等云南特产中药材和川康等地的地道药材，通过滇越铁路，过关越南，批发运销香港。一次，杨兴周把上万斤的大黄运销香港获得大利，此后，生意越做越大。后来，批发业务扩大到广州、上海及省内各地。

1915年左右，在下关著名贸易货栈"裕通店"内，杨兴周设"云南大安堂"分号，建立了与滇西各县药材、药店的供销关系。收购地道药材，出售自产蜜制丸药，批发洋广、淮浙药材为主的生熟饮片。

"到1926年，按旧时宗法制'树大分枝'的惯例，大安堂兄弟……分家立号。"长子杨福（字畴五）设杨大安福寿药号，次子杨集五设大安堂集生药号，三子杨瑞五设大安堂瑞记药号，四子杨德五设大安堂德记药号，五子杨锡五设大安堂兴记药号，七子杨增五设大安堂祺昌兴号。六大分号，几乎开遍昆明全城。

杨大安福寿药号，位于昆明文明新街31号，是1921年兴建的三间铺面带后院的砖瓦房。临街为铺面，后院为四合院。南侧建附房为作坊，是典型的"前店后作坊"传统商店。铺面为三间两楼的砖木瓦房。上下两层的层高比一般房屋都高，并且上下两层面街的窗户都镶玻璃，堂内宽敞明亮。中间门楣悬挂"杨大安福寿药号"匾。两边等高等长分别挂两匾，上书"选办中外药材，自煎鹿虎龟胶""收售滇产山货，发兑参茸燕桂""虔修丸散膏丹，法制生熟饮片"等文字，亮明药号的经营范围和宗旨。内门楹联：发兑参茸燕桂，收售滇产山货。店面廊檐木雕彩绘。在民国时期，杨大安福寿药号是昆明的标志性建筑，鹤立鸡群，极其气派，远近闻名。

1952年秋，抗美援朝进入反击作战阶段，杨畴五的次子杨寿宇光荣地参加中国人民志愿军，随军奔赴朝鲜前线，保家卫国。长子杨寿山受国药业同业公会选派，到上海、杭州等地，参加中药材及土特产交流会。两个女儿则去北京上大学。这年的国庆恰逢中秋（10月3日），杨畴五满怀喜悦写下了"国庆祝毛主席万岁万岁万万岁，中秋贺志愿军胜利胜利再胜利"的对联，张灯结彩，庆国庆，迎中秋，把药号装点得喜气洋洋。

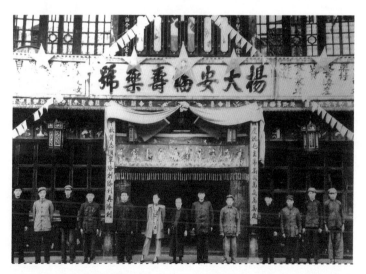

1952年杨畴五及其母亲冯氏和何云莲（右六至八）与药工庆国庆（杨寿丰　藏）

杨大安堂各分号，福寿、大安集生、瑞记、大安祺昌（兴记1929年改行，德记1951年歇业），于1956年公私合营时并入"公私合营昆明市中药材加工厂"。杨畴五之子杨寿山进厂，在机扎组工作。

1956，年昆明市药材公司副经理李鸿昌派杨寿山和王崇仁（原大安堂福寿药号店员）到天津参观学习，购回中药饮片切片机（杨寿丰《杨大安堂暨家史》2014），这是加工厂的第一部机器（见本书第97页）。从此，工厂走上了机械化生产之路。

14 野坝子蜜

野坝子蜜，说的是云南的地道药材。

历史上，昆中药公司的起源店先后创制众多精品国药，如朱双美药号的"朱氏善用水酒"和"小儿化风丹"，体德堂的"郑氏女金丹"，万松草堂的"小儿救急丹"，松鹤庐药房的"阮氏上清丸"，福元堂的"保产达生丸"，姚济药号的"姚济资生丸"，福林堂的"再造丸""感冒疏风丸"，玉六堂的"止咳丸"，姚荫轩创制的"桑菊银翘散"，聂耳父亲聂成春的"疥疮药膏"，萧光汉的生三七丸和熟三七丸……这些国药精品配方独到、疗效确切，多采用云南地道药材，在明、清、民国时期就已驰名，在当时曾有"三病两痛之仙方，五劳七伤之妙药"的美誉！

云南体德堂的后代郑家声回忆说：郑氏女金丹使用的药材地道，"每个药的配方，是非常精到、讲究的。和药的蜂蜜都有讲究，不是一般的菜花蜜，那是专门从云南大姚、姚安一带出产的坝子蜜"。炼蜜后，分三次加入，充分去除蜜中的水分。他说："我记得当时父亲在院中摆放

59

一口巨大的紫铜锅，往里倒入姚安蜂蜜，然后进行炼制，一直炼到蜜中的水分全部去除。合药时，用一根碗口粗的搋药棒搅拌，使药粉与蜂蜜混合均匀。合好后，盖上洁净的白棉布，静放，让水分蒸发掉。制成的药丸密封在蜡壳中，半年也不干不裂。"

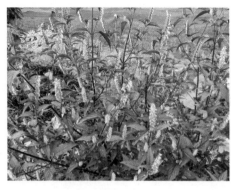

野坝子花（赵祖东 摄）

"野坝子"是云南一种野生植物的名称，属唇形科植物。"野坝子"又称皱叶香薷、野香薷、药坝子、苏铁颗。"野坝子"蜂蜜是云南制药常用的辅料。

云南楚雄位于滇中腹地，植被优良，盛产天然蜂蜜。姚安、大姚一带出产的野坝子蜂蜜，就来自当地冬季开花流蜜的野坝子植物。这里冬季气温在14—17℃，持续的时间较长，正是流蜜的适宜温度，流蜜较持久，冬蜜产量大。养蜂人把这里的野坝子蜜割下后，往往可以卖个好价钱。

据《云南中药资源名录》记载：野坝子的效用为"清热解毒，消食化积，外用止血"。大姚、姚安的野坝子蜂蜜花源单一，质量纯净，唯美甘甜，营养丰富，富含氨基酸、蛋白质、花粉、维生素等多种活性物质，药用价值高。

药材好，药才好。

15 三七成药

　　"三七"是云南文山（清开化府）的特产药材，具有"生撵熟补"（生用，能活血化瘀消肿；加工为熟品，则能补益）的功效。昆明地区广泛地使用这

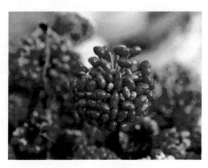

火红的三七籽（刘云森 摄）

种药物，和萧光汉的反复研究、努力推广分不开。中华人民共和国成立前在国内外享有声誉的"开化三七庄"（开设于昆明五一路下段五福巷口，原址现已建为省工商银行），即由萧氏创办和经营。

　　萧光汉是文山人，青年时就读于昆明师范学校，1930年到北平，考取北京大学，攻读农业。1934年毕业回昆，一度任教于昆华农校。

　　文山民间利用三七治疗内外科疾病，有着丰富的经验。萧光汉在家乡耳闻目睹，但并不在意。就读北大时，一次患了严重的脑膜炎，住院治疗。病虽然治愈，却后遗

严重的偏头痛。每次发作，都得服用进口止痛片，一直没有断根。1935年春节，他回家乡过年，旧病复发。由于没有带着外国药片，痛苦万分。幸得父亲培林手制"生三七粉"，让他连续服用。几次之后，头痛症从缓解到消除，很快就好了。于是，他对三七产生了浓厚兴趣。留乡期间，多方向地方父老请教三七的炮制和服用方法，掌握了一些有关知识。

1936年，萧光汉在昆明。这一整年，偏头痛没有再发，这就更加引起他对三七的重视。1937年他春假回乡，再次深入了解三七的药性和疗效。获知此药不但治外伤科和妇科疾病，而且油炸熟后每次吃上一小汤匙，还能提高体质，减少疾病。父亲和一些老朋友，就因为经常服用熟三七粉，虽然年近古稀，仍精神矍铄、健康长寿，他把耳闻的种种服法，付诸记录。同时还到三七地里，了解种植方法，萌生了进一步研究三七的心愿。

抗日战争爆发后，农校奉命往外县疏散。萧光汉因妻子分娩在即，不能随校前往。为了解决生活问题，便想留在昆明经营三七生意。

当时，文山贩运三七来昆，都是住进堆店，等候广帮或川帮行商，前来看货订购。经他们百般挑剔，压低价钱挑选后，剩下的较小三七，更加压价，勒扣。文山商贩经常出现亏损，最后被迫以最低价格把拣剩了没有人买的小三七，售卖给本地药铺。

萧光汉经营三七的想法，得到了同乡的支持，大家表示，等他开起铺子，就对他实行优惠：当年送货上门，货款次年付清，周而复始——这就是旧社会商界中所谓的"解老赊新"。

萧培林为儿子凑了一笔本钱，他几位老朋友，还把自己精心栽培的几支婴儿拳头般大小的盆栽三七挖出来，送给他作为将来的"招牌"，陈列在柜台内，供顾客们参观。

萧光汉回到昆明后，向贵州人王姓租赁了福照街（今五一路）的单间铺面。1938年春天，终于开起了"开化三七庄"。他的经营方针是，不仅收售三七原药，也要推广三七制品。

农学士经营商业，果然不同凡响。从一开始，萧光汉就严格遵守"货真价实，童叟无欺"的商业道德。昆明药店专门经营三七当时还属创举，它不仅引来省外行帮，也招来一些"二道贩子"。这些人把他们收购到的三七倒卖给萧光汉，有时还在成"个"的原药中插上钉子、钉条，泥土封口，上门求售。萧光汉生性朴诚，曾经上当过不止一次。对于这类劣质原药，他发觉后，宁可自己吃亏，也不能转嫁给顾客〔按：三七以体积和重量，分为每公斤40头（个）、60头、80头、100头、百二头……无数头几等，单个体积越大，价值越高〕。于是，开化三七庄建立了信誉，成为顾客信得过的药店。从1939年下半年起，昆明的三七交易，半数都在萧光汉的药店中成交。

局面初步打开后，萧光汉开始考虑制售加工三七。

萧光汉的妻子柏松筠也是位知识分子，曾在唐继尧时代开办的航空学校毕业，学习飞机维修。结婚后脱离航空界，此时即成为丈夫经营三七的得力助手。夫妇俩经过商量，决定制造"三七粉"供应市场。

店铺后面，仅有一间斗室，夫妇俩买来工具，就在那儿碾生三七粉。与此同时，萧光汉到省外订做了一批容量半斤、二两、一两的玻璃瓶，印制了一批瓶签商标。还向羊市口、顺城街一带的食馆预购鸡油，把洗净的生三七用鸡油炸成"熟粉"。他和柏松筠昼夜忙碌，三个月内，制成生、熟三七粉各100瓶。

萧光汉把熟粉定名为"精三七粉"，还印刷了"仿单"（说明书），详尽列举两种药物的功用、服法。1939年冬，生、熟两种三七粉正式投放市场，特别是"熟粉"立即成为畅销产品，不到一个月，全部销售一空。

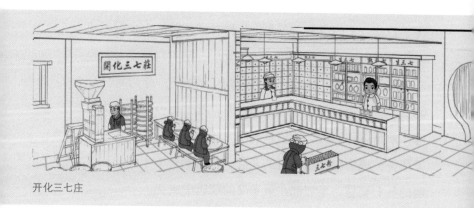

开化三七庄

萧光汉为自己手制药品受到欢迎一事，受到了莫大鼓舞。由于药品供不应求，因而结合空袭疏散，在潘家湾找到比较宽敞的房子，作为制药场。碾药工作，雇请当时以打短工为生的盲人担任；鸡油炸三七，则夫妇俩一起动手，过秤装瓶，由柏松筠担负。有一次，满满一簸箕炸好的"熟粉"，被盲人碰翻在地，萧光汉竟吩咐把地上的药粉全部扫走，情愿自己承担损失，也不继续装瓶发售，以维护自己的信誉。因此，开化三七庄加工的三七，质量第一，很快就远销川、粤、港、澳地区和缅甸。

"精三七粉"打开销路后，萧光汉的一些好友建议，鸡油价格较高，可以改用猪油来炸。萧光汉觉得，文山民间多年来都使用鸡油，一定有其原因，一旦改用猪油，得慎重行事，必须通过实验，确证猪油所炸质量不变，方能改变制法。否则，宁可利润少些，也不能影响精粉质量。不久，他们也用猪油炸出少量，装入药瓶，放到卧室中观

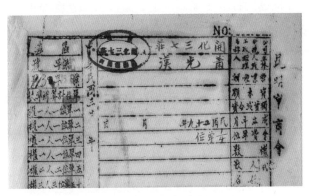

1940年开化三七庄商会登记表（昆明市档案馆　藏）

察。到次年夏天，发觉瓶内精粉出现发霉情况。他明白猪油炸三七不易保存，因此依旧使用鸡油炸制。

1939年到1942年初，由于空袭频繁，药店生意受到影响。1942年以后，敌机很少再来，于是开化三七庄的营业又恢复兴盛。它的独特产品"精三七粉"供不应求。

开化三七庄开业七周年的时候，萧光汉还别开生面，举办了一次征文活动。他约请中西医界、新闻界好友，组成评判委员会，公开在《民国日报》上刊登征文启事，诗文不限，内容必须围绕三七来写。前后应征者近百名。通过评议，第一名（奖给最大的"40头三七一斤"）为西南联大一位同学获得。

开化三七庄的营业一直兴旺，这完全取决于萧光汉诚实经营。后来他应好友之请，一度离昆。三七庄由柏松筠负责主持，依然保持了注重商品质量的作风。一直到20世纪50年代并入药材公司时为止。

在优越的社会主义制度下，萧氏夫妇安度晚年。他们都是长寿者。萧光汉年逾八旬，于1990年在昆逝世。①

---

① 林冲.萧光汉与开化三七庄. //中国人民政治协商会议云南省昆明市委员会文史资料研究会. 昆明市文史资料选辑·第17辑[M]. 1991：208-212. 收藏处：云南省图书馆。

文中"50年代并入药材公司"即为昆明市药材公司，下属之药材加工厂（现昆中药）。1956年，开化三七庄响应党和政府的号召，加入公私合营昆明市中药材加工厂，柏松筠（又名柏松君）作为该庄的资方代表，被安排在药材公司第五门市部当营业员。生三七粉和熟三七粉，分别发展成为现在的三七丸（生三七丸）和熟三七丸，均为云南特产中成药。

16 坐镇投料

"毋减毋糙修精品，勤心勤力志康宁"现在已是昆中药公司的企业精神。它是吸取昆中药起源店保龄药室的成功经验而确立的。

保龄药室是清朝光绪十八年（1892）由昆明人杨鉴衡、杨平山兄弟两人创建，自制各种丸散成药多达116种，尤以各种丸药的制售著称（占60%），也兼售参茸燕桂等名贵山货药材。

清末民初，保龄药室制售的丸药，如固精保肾丸、十全大补丸、归脾丸、理中丸等，便畅销省内各地乃至东南亚一带，在民间颇享盛名。逢年过节，昆明远近郊的农民尤其爱到该店买上几盒滋补蜜丸药，或孝敬老人，或赠送亲友，既体面又实惠，竟自相沿成习。

保龄药室的丸药深受欢迎，主要在于投料认真，进货地道。店主杨平山常到文庙直街当时的药材堆店走动，一有上等地道药材来货，无论价格多高，总是抢先购买，并设专人管理拣选药材，务必弃尽劣品、灰碎。自开设药店到晚年，杨平山终日都是亲自坐镇在作坊里，监督下料及

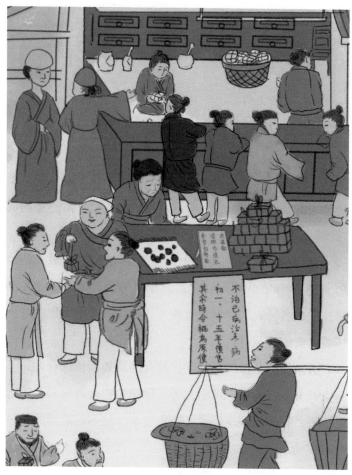

顾客盈门（昆中药　藏）

整个制作过程，该用一两的，绝不会用到九钱九分，秤头不短分毫。如配滋补蜜丸中用的人参，别家往往用党参或参须代替，杨家则必用吉林参，其他贵重药材如犀角、羚羊角入药也务求货真价实。用来和药的蜂蜜也一律要选用上好的冬蜜，制作丸药坚持多道蜜炙，因而滋润可口，和软适度，药品质量持久可靠，享誉三迤。

杨家两兄弟以其诚笃、认真经营之风赢得了信誉，生意兴隆，成为清末以来，省城昆明有数的几家著名药店之一。①

1956年公私合营时，保龄药室并入公私合营昆明市中药材加工厂，当时登记的资方姓名为杨立基。

保龄药室的经营风格，在药行中颇有典型性。昆中药将其经营风格总括为"毋减毋糙修精品，勤心勤力志康宁"。对其他药铺精选药材、精制药品的实际，昆中药人还总结出另一副楹联："选材优良，灰碎之杂质不敷；做工细腻，配方之斤两弗疏。"

2017年6月，昆中药将"毋减毋糙修精品，勤心勤力志康宁"确立为昆中药的企业精神。

---

① 《云南省志医药志》编纂委员：《云南省志·医药志》，云南人民出版社1995年版，第312页。

17 药工拜师

药工拜师仪式，有的在"药王会"上举行，有的在师父家里或药店里举行。下面以赵子信为例，看看近代的拜师仪式。赵子信是1934年去天福参药号拜郑继卿为师的。2013年5月，赵子信回忆他的拜师过程：

郑继卿是我的师父，他是天福参药号的店主。店开在光华街和正义路的交叉口（现正义坊购物中心北馆门口处）。我父亲赵杨才认识一位切药工安适生，安适生在一家姓段的药房切药，他那时已出师了，称安先生。安先生推荐我去天福参药号学习。拜师仪式是在师父家里举行的。父亲带着我来到师父家，交了五块钱。师父坐在椅子上，旁边有那时的管事毛廷杰和李述尧、中间人安适生和父亲。管事先填了师约，接着主持仪式。我那时16岁，和另一位学徒李光辉一同跪地，向师父磕头。磕头时，师父说些鼓励的话，叫我好好学。磕完头，全部人聚餐。

清光绪三十二年（1906），川西滇三帮药材，共同商

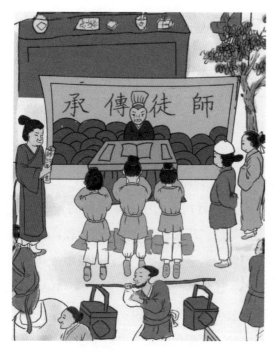

药工拜师（昆中药　藏）

议制定了《投师文约》。《投师文约》规定，学徒"由会内请领师约一张，言定学习三年，俟期满之日，再上功德银六钱，方准外出帮工、开铺。如有抗违不遵公同，议罚议革"。师约签订后，存查备案。

　　1906年起，昆明中药业实施"投师文约"，办理师约手续，在行业内明确师徒关系。川西滇三帮每年正月在昆明三皇宫（今鱼课司街）会馆集会，举行全药材业参加的"药王会"，交流行情，办理"师约公具"。

　　1931年3月，昆明市药材业同业公会正式成立。会址设在四牌坊的"百寿堂"内。公会职员由药铺店主或店员充当，负责办理投师文约的签订和保管。办事职员称作"管事"，"管事"三年一届，轮流执掌。从此，昆明中药业师带徒制度走向成熟。

与家传不同，师徒传习须订立书面文书，并在举荐人或中间人、公证人的证实下，制药师傅和学徒当面签订。师徒合约的主要内容有：

学习内容。近代昆明中药业《师约》的学习内容为"药材艺业"。"药材艺业"实际包含较广，凡与药材有关的药材识别、鉴定、贸易、经营以及中成药的制作、销售、推广等；还包括药店的经营管理等。1938年，昆明市药材业同业公会管事李述尧说："国药业是技术性行业，要有专长经验，方能保障对人民健康服务。"学习的重点是医药专业技术知识。

招收程序。近代昆明中药业师傅招收学徒学艺，一般由中间人举荐作保，父兄见证，行帮或同业公会具体办理签约手续。投师文约签订后，举行药工拜师仪式，正式收徒传艺。

学徒的责任。近代昆明中药业学徒的责任是跟师学习三年。三年内，不准怠工，不准外出帮工开店。三年满后，方准外出帮工开店。

学徒的义务。1924年行帮规定，学徒学满三年，领取执照后，须在老师铺内效力两年，学徒不能懒惰，老师不能薄待。效力期满后方准外出帮工开店。

1985年10月，时任全国人大常委会委员长的彭真题词"光荣的老药工的经验是我国传统医药学的一个宝库"，倡导学习和继承老药工的技术经验。九三学社创始人、时任全国人大常委会副委员长的许德珩为"老药工荣誉证书"题名。1985年12月和1989年10月，国家医药管理局分两批表彰了老药工。

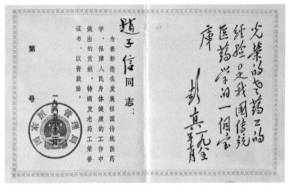

老药工荣誉证书内页（赵子信　提供）

昆明中药业的杨铁舟、赵子信、赵桂英、李正文、刘珍、朱德昌等人获得了"老药工荣誉证书"（第2批封面为国徽和"荣誉证书"字样，内文为："从事医药商业工作满三十年，为振兴、发展祖国医药事业，保障人民身体健康，做出了贡献。"也称老药工荣誉证书），充分肯定了老药工在发展祖国传统医药中的贡献。

随着学校教育的普及，师徒传习成为制药技术技能提高的有益补充，发挥着课堂教育无法替代的作用。

2012年，昆中药逐渐恢复师带徒制度。

18 家传秘技

傅玉琨，昆明人，1907年出生。幼年在昆师附小读书。毕业后，1928年到本市盛记药号当学徒一年多，转到大安堂集生药号继续当学徒。1938年，与同事李少泉合资在金碧路开设万龄药号。到1940年因本钱贴完，无法经营而倒闭。

经友人杨增福介绍，到滇缅铁路测量队当测地夫。一年多后，到1942年依然回到大安集生药号充当帮工三年。1945年与杨鸿清合资经营裕丰米店，又倒闭。

他想自己熟悉的还是药行。又在护国路开设济龄药室。

开张没几天，因过度劳累，傅玉琨感觉乏力，呕吐、泄泻。于是，他自己用所学手艺，试制参苓健脾胃颗粒原方成药，当时称参苓白术散。服用后，感觉不取效，泄泻没止住，反而泻得厉害了。

民国时期，医药技术多数还是家传的，在家族内传内不传外。学徒制后，可以跟师学习，但要学得真传是不容易的。

傅玉琨想，对参苓健脾胃颗粒原方，各家药铺的制作工艺是不一致的，还相互保密。会不会是我的制法不对？

为摸清原因，傅玉琨回到大安集生药号，找到师父杨寿椿。师父问他："你是怎么做的？""师父，是遵法炮制的。""你遵的是哪家的法？""医书上说做成细末，枣汤调服。我是按照医书做的。"师父说："不是你的错。真传一张纸，假传万卷书。书上记得太粗。"

傅玉琨大胆地问："师父，您家是怎么做的呢？"

师父想了想，说："这些是家传秘技。既然你开口了。师徒一场，我就告诉你吧。"师父接着说："山药有黏液，入药有不同的制法，有生用，有熟用，有半生半熟用。熟用，又有清炒用、麸炒用、蒸煮用。"师父并没有明说。

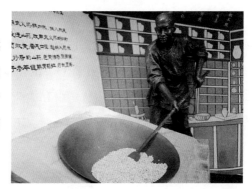

炒药（杨祝庆　摄）

辞别师父，经过药堂的过道时，墙外的作坊里，飘来了一股香气。傅玉琨闻到了这股香气。那么熟悉！当初做学徒时，师父不准进作坊，闻到的就是这种气味。现在，听了师父的话，傅玉琨终于醒悟过来了。

回到店里，傅玉琨试着用麦麸来炒山药。他先用武火将锅烧热，撒入麸皮，见青烟袅袅，再投入山药生片，迅速炒拌，并改用文火，见山药呈嫩米黄色，香气四溢，与师父家的味道一样。这时，傅玉琨立即起锅，迅速筛去麸皮，放冷。再把其他药也如法炮制，合成散剂。

用了这次的药，泄泻止住了。傅玉琨欣喜不已。

好景不长，济龄药室持续了三个月，就关闭了。傅玉琨觉得，技术还没学到家。1947年傅玉琨到本市金碧路上的云南大药房去帮工，继续学习。

帮工帮了三年，得到酬劳1600元（折合人民币640元）。按照行规，三年满期后，可以开店。这时，解放军已经进入昆明城。傅玉琨在昆明正义路28—29号租到一处铺面。1950年9月，33岁的傅玉琨独资开设起药铺万生药号，门市零售山货药材和成药。店员有3人。

"三反五反"运动时，万生药号评为基本守法户。后来店员王桂林1人自愿辞职，租来的铺面业权转移，万生药号迁往正义路580号营业。不久，因负债太多，资金短少，于1953年迁往东寺街210号，同万生丰记合伙。有店员2名同时参加合伙。1954年6月底分伙。8月在本市东寺街又恢复营业。有店员1人。

1956年公私合营，昆明中药业全行业药铺的后作坊合并到"公私合营昆明市中药材加工厂"。大安堂、万生国药号等药铺的后作坊，均合并进入加工厂。傅玉琨进入加工厂，继续制药。回想起这段经历，傅玉琨时常对徒弟周仲华、春永仙说："炮制法对药效很关键。"

经过多年的研究开发，后来麸炒山药的参苓健脾胃颗粒质量标准载入国家药品标准。如今，参苓健脾胃颗粒是云南特产药，麸炒山药也成为云南的独门绝技。

19 全鹿为丸

杨尚文（1862—1923），号兴周，云南大理人。少年时，入昆明春生堂药店当学徒，拜欧庆余为师。杨兴周苦读《证类本草》《本草纲目》《金匮要略》等医药经典，精通辨认药材、炮制切片、核算账目。10年后由学徒升为管事。

清宣统二年（1910）在南门正街（现正义路）开设"大安药室"，经营汤药、丸散，兼营香港进出口药材。

当时，英国占据缅甸，法国占据越南。法国加紧对云南的掠夺。腾冲、蒙自、思茅（今普洱）等口岸相继开通。1910年由法国投资的滇越铁路开通。在昆的法国、英国人逐渐增多。针对外国人害怕染疟疾的担忧，药材业多以参茸燕桂来补虚祛疟，推销时应药。如清代武林潘编辑的《证治宝鉴》，用参茸归桂饮主治"疟疾，素虚人或病后、疮后、产后有汗者"。人参、鹿茸等成时尚药。

杨兴周独辟蹊径，以古方"全鹿丸"开创招牌。"全鹿丸"是明代张介宾《景岳全书》的补药。"此药能补诸虚百损，五劳七伤，功效不能尽述。人制一料服之，可以延年一纪。"该书说:"其法须四人共制一鹿,分而服之,逾年又共制之,四人共制四年,则每人得一全鹿。若一人独制一料,恐久留变坏,药力不全矣。"

杨兴周根据全鹿丸的服用方法,采取竞价订制的方式,组织销售。每年年初,邀达官贵人到场,场中支起一台,台上活鹿一只,轻灵祥瑞。杨兴周为宾客示意全鹿丸服法后,由客人竞价,并订下今年所用部位。何人订鹿茸肾尾骨,药店一一记下。订货后,店里再依照古法分制为丸。"用生黄绢作小袋五十条,每袋约盛一斤",客人带回家中,"悬置通风处。用尽一袋,又取一袋"。如此四年为一周期,四年每人得一全鹿。

杨兴周进货药材地道。在徒弟文道西的协助下,杨兴周在下关设分号,收购滇西药材,销售本堂的丸散膏丹。云南产的鹿茸,称"南茸",在思茅普洱一带茶山上养殖。

因稀罕独特,顾客争相购买,名噪一时。

2019年11月,大安堂后代杨寿丰,展示了大安堂当年在电影院所做的幻灯片广告。幻灯片上,晨光中山梁上,奔跑着几头梅花鹿,图片中间是五架鹿茸实物,右侧有一行文字:"新办到正山壮嫩南茸数十架,原架,开片,碾面,价值克己。"左侧写道:"特选南茸精制单双料参茸卫生丸、参桂鹿茸丸发售。"幻灯片上,注明的地址为昆明市文明街。大安堂是1922年迁到文明街的。这张幻灯片

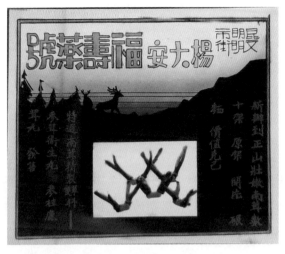

大安堂绘制的幻灯片广告（杨寿丰　提供）

大约是1922年后制作使用的。

对平民百姓，大安堂制售十全大补丸、补中益气丸、归脾养心丸、六味地黄丸、还少丹等价廉物美的成药。不论贵贱，可批发，可拆零出售，童叟无欺，赢得越来越多的顾客。

随着省内外销路的扩大，大安堂还做出口业务。川贝、云连等名贵地道药材，过境越南，远销中国香港。

20 赈济灾荒

明清以来，非遗"昆中药传统中药制剂"中药铺背靠丰富的中药材资源，凭借制药手艺谋生，往往满怀救苦救生道义，乐善好施。比如，成春堂、福林堂等药铺，常常在农历初一和十五赠送义药或减价一半。对贫苦人家，甚至不收药钱；邻里登门求药，也不锱铢必较，数折优惠或分文不取。

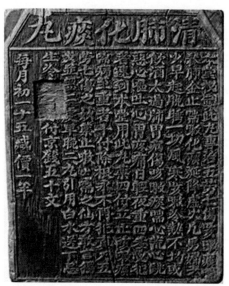

清代昆中药老铺福林堂的清肺化痰丸广告雕版（仿制件）

清肺化痰丸是旧时福林堂制售的成药，对风寒咳嗽、饮酒太过的肺胃病伤咳嗽等，都有较好的疗效。每当"春燥"时节，昆明福林堂都要为贫民送药或减价。1949年前，福林堂在清肺化痰丸仿单的雕版上写着"每月初一、十五减价一半"。从雕版上，可见药铺对患者的慈悲之心。

抗日战争期间，昆明中药业赠药救人，支援前线将士。建水人苏采臣，擅长骨伤科治疗。抗战时期，集资在昆明开办云南日月大药房。看到抗日士兵负伤流血，苏采臣便把民间草药采来，配制了不少治跌打外伤的药物，如白仙丹、保险子、黑膏药、眼药露等。这些药转赠中国共产党领导的八路军，发挥了很大作用。朱德总司令亲函致谢："……成绩优良，确是伤科特效药品。此药将来若能再由科学方法制造，必可风行世界。"①中华人民共和国成立后，苏采臣任昆明市中医院副院长，救死扶伤，成绩卓著。

昆明中药业还积极捐款，支援后方灾民。昆明市档案馆的民国档案记载：1943年后，云南多数县份粮食普遍歉收，灾情深重。许多农民掘食草根树皮，甚至卖儿卖女。其饥寒交迫，死亡流离，惨状不一而足。为此，1944年2月，云南省商联会和昆明市商会倡议赈济募捐。昆明市商会预先拟定募集参考数额，该会所属的108个行业拟捐1500万元，国药业认捐30万元，为丙等数目，处于九等之中的第三位。各中药店铺足额捐款，救济灾民。

赈济灾荒、救死扶伤的传统，一直在昆中药中沿袭下来。

---

① 马曜：《云南简史（新增订本）》，云南人民出版社2009年版，第292页。

21 三姚治疫

流行性感冒，简称流感，是由流行性感冒病毒引起的急性呼吸道传染病，是人类面临的主要公共健康问题。

1918年至1919年的流感大暴发是人类历史上最致命的传染病，它如洪水猛兽席卷全球，致使约10亿人感染（当时总人口约17亿人），造成2500万—4000万人死亡，比第一次世界大战死亡的人数还多。

这次流感大暴发波及云南，1918年"大理县发生流行性感冒，1月内死亡4千人"。（《云南卫生通志》）云南中医姚荫轩开出桑菊银翘散、藿香正气散等处方施治，控制了疫情。

姚荫轩，原名姚长治，字荫轩，别号赞虞，是昆明姚氏医家第四代传人。幼失怙恃，赖兄静仙护养成人。姚荫轩秉性忠厚，早年入私塾读书，后跟随兄长学习医术，凡十余年从未间断，医术渐长。于医理常有独到见解，造诣日深，治病多有奇效。医界同道评价他治病"如老吏断狱，如名将临阵。方药不妄投，投迨无不应"。

面对来势汹汹的流感，姚荫轩把清代吴鞠通《温病条辨》的桑菊饮和银翘散合方，治疗温病初期的发热、咳嗽和咽痛等症。手到病除，为患者所称赞。

这是姚氏家族治疫第一人。第二人是姚济。

昆中药老厂长赵子信于2013年向档案编研人员讲述了姚济的事迹。赵子信1941年至1949年在姚济药号配药，听到了姚济的事迹。那是1935年春，昆明暴发伤寒传染病。得了伤寒，发热发烧，一阵热一阵冷。传染病伤寒的危害巨大，民间俗话说："得了伤寒，重在六七，死在八九。"就是说，六七日病情严重，到八九日就会死去。

在昆明正义路318—319号，挂着个牌子——姚济药号，店主姚济，行医兼制药，前来看病的人拥挤不堪。在看病中，姚济不幸感染伤寒，不久病逝，为防疫献出了年轻的生命。哥哥姚贞白辞去在政府的任职，回来接替姚济看病。

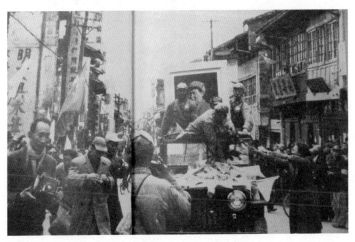

1950年2月22日姚济药号（右二匾）前群众欢迎解放军进入昆明（昆明市档案馆　藏）

姚贞白总结伤寒病症，创立"姚济神效散"，主治四时感冒、六淫侵袭。姚贞白看病，赵子信站台，照方抓药。姚贞白还教店员加工药材。很多工友都是姚贞白教出来的。

面对瘟疫，姚氏家族并没有被吓倒。第三人姚础基振臂而起，前赴后继。

民国时期，宾川发生霍乱。姚础基担纲，积极救治。

据民国防疫卷宗，云南省会警察局卫生科档案记载，昆明人姚础基（号坚白），"自曾祖开业行术中医，先后四代，取得地方人士信仰。自幼颇得家传，后来投身警界"，进入云南省会警察局。除担任警员外，"常读医药书籍，细心研究，历十年之经验，渐有进步"。

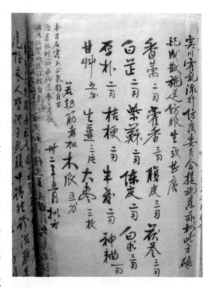

1943年姚础基治霍乱方（昆明市档案馆 藏）

民国二十七年（1938）奉委曲靖警察局局长。在职期间，有些绅士和贫民知道他会医病，"每遇染疾，皆请开方诊治，于此开始行术"。

1943年5月，姚础基改调宾川县，担任宾川县警察局督察员。"时值霍乱流行，蔓延甚广，经各界联合开会表决，成立防疫委员会，公推（姚础基）任常委兼医药组组长，专负医疗责任。当地中西医医生皆选为组员，负责施救事宜"。防疫委员会提出用中药救治，姚础基拟出"藿香正气散"，防治霍乱，"碾配成散，施送防服，生效甚广"。

同年12月，姚础基回到昆明。云南省会警察局诊疗所中医主任郭体仁得知，评议道："本方名藿香正气散，自古治霍乱、转筋、麻脚瘟，历历有效。用于配制施送，效验自彰。"因其处方适宜，救人无数，经云南省会警察局证明，向云南省中医检定委员会推荐，免于考试，准予姚础基取得行医执照，在昆明救治病人。

22 捐百宝丹

1937年，卢沟桥事变爆发，日本帝国主义发动全面侵华战争。同年9月，云南60军抗日将士奔赴前线，人民群众夹道欢送子弟兵出征。昆明中医药界捐药捐款，积极支援前方将士。

《云南通史》第六卷记载：曲焕章、黄良臣、苏采臣、曾泽生等医术高明的中医师积极捐药捐款，送给参战部队。

彝族医师曲焕章，江川人，后迁通海县。经历无数次的挫折和失败后，配制成"百宝丹""虎力散""撑骨散"等中草药配伍的名药。这些药以治疗跌打损伤、刀伤、枪伤最为有效。穿胸洞腹，损伤肺肠等内脏，先吃"百宝丹"，后服"虎力散"，再用"洗毒散"洗净伤口，涂上止血药，能使气将绝者复苏，血流如注者渐止；内有子弹者再服"撑骨散"二次，子弹自能撑出。百宝丹对疮疡、痈、疽、妇科、儿科疾病亦有奇效。1917年，云南省政府立案考察，把百宝丹列为优等药品。

1926年，曲焕章被聘为东陆医院滇医部主任。1930年，江西、福建、广东、浙江、湖北等省军队函购数万瓶百宝丹。因疗效好，获赠"效验如神"匾额，曲焕章名声大振。

全面抗战爆发，出自维护中华民族尊严和爱国之心，曲焕章自愿为抗日贡献一份力量，慷慨拿出三万瓶百宝丹，赠送60军全体官兵。

1938年3月，60军参加了举世闻名的台儿庄战役。整个战斗中，60军官兵英勇顽强，艰苦奋战。许多将士负了伤，服百宝丹，创伤痊愈，生命得救。许多官兵伤愈后继续

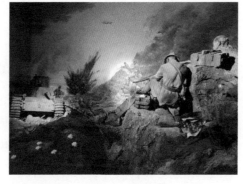

台儿庄禹王山战斗图（云南省博物馆　藏）

冲锋陷阵，在激烈的战斗中拼杀，重创日寇，最终取得了重大胜利。滇军的英勇和百宝丹的疗效一时传遍全国。

喜讯传到昆明，曲焕章兴高采烈，买了三十万个鞭炮，连续放了三四个小时，欢庆这一重大胜利。

中华人民共和国成立后，根据周恩来总理对发展云南白药的指示，要扩大白药生产。1970年，昆明市药材公司加工厂（现昆中药的前身）接受传统名牌药品百宝丹的生产任务，开始生产百宝丹（散剂）。1985年，曲焕章的儿子曲家瑞曾任昆明中药厂的厂长，指导生产百宝丹。后来，百宝丹经过技术革新，创出百宝丹胶囊和百宝丹搽剂等剂型，质量更高，使用更方便。

中华人民共和国成立以来

23 戴氏献方

戴显臣，光绪年间先后在药店学习药理，与姚静仙（姚文彬之子）、李杏坛为友，共同潜心钻研医术。后来在昆明孝子坊巷开设万和堂药店，兼行医，求诊者日多，遂关闭药店而专行医。其子戴丽三、戴幼臣等均传其医术，为省内外著名中医师。

近代，云南中医学界成立了神州医药学会昆明分会，姚静仙、李杏坛、姚荫轩等主持其事。他们团结戴显臣、康月轩等医界名流以及云南各地中医人士，继承祖国医学传统，为云南医药卫生事业作出了贡献。

中华人民共和国成立后，《中国人民政治协商会议共同纲领》公布，给戴丽三等医师莫大鼓舞。党和政府极其重视中医药事业，昆明中医师联合会会员焕发出极大的热情。

1950年3月17日，戴丽三带领昆明市中药师联合会，在《平民日报》上登载"三一七国医节纪念特刊"，发表宣言和文章。宣称："今天，人民的世纪来临了！"呼吁："在新时代中，要追随着毛主席走，学习新民主主义，学习马克思主义，改造自己，做一个现代化的中医。"号召

"从今天起，我们加紧团结起来，向新的学习，改造自己的思想，整理自己的学术，旧的包袱，完全丢掉，站在自己的岗位，真真实实为人民服务。"戴丽三认为：中医药"它是属于大众的人民的医药……我们更应该发扬光大"。戴丽三时刻想着贫苦的工农群众，不断地问自己："每一个农村角落，是不是都有我们中医的足迹？"

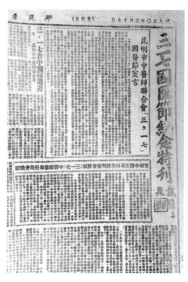

1950年3月17日《平民日报》国医节专刊

1952年4月起，昆明市人民政府卫生局组织中药铺，登记审查昆产中成药。为审查中成药，昆明市人民政府卫生局组成审查委员会。审查委员会由医术精深的中医师、中药行业组织负责人、上级政府卫生主管部门职员和店员工会代表等各方人员组成。中医师戴丽三、吴佩衡、康诚之、陆巨卿等任该会主任委员或委员，药业公会副主席李述尧、委员郑继卿、胡春荣等参与，云南省卫生厅中医科科员张泽仁参与，店员工会委员杨有福（祺昌药号店员）、陈思忠（福寿药号店员）等参加。从技术、经营、医政和群众反映等方面，提出意见。

在审查之前，戴氏就配有家传验方。戴丽三父子深研《伤寒论》，治病擅长活用古方。一般医生，把麻黄汤与桂枝汤分开使用。戴丽三父子则结合滇中冬春时节阴冷的实际，大胆地把两方合而为一，并与九味羌活汤配合，灵活加减，为感冒患者开具对症的药方。结果，屡屡获效。戴丽三总结临证经验，称其为"感冒苏风汤"。其中的"苏"有一语双关之意，既指方中的紫苏叶，又指该方苏醒转常的功效。戴丽三把这种治法称为开门法，用紫苏叶发汗，让外感风寒从体表散发出去，而不是关在体内。

这次审查成药，戴丽三为主委。他想"真真实实为人民服务"，于是献出自己的家传验方"感冒苏风汤"给卫生局。卫生局把这首方子收入《昆明国药81种成药配方目录》（以下简称《昆81方》）称"感冒苏风丸"，让各中药铺按此制售，服务更多的群众。

1954年3月，昆明市工商业联合会药商业同业公会把载有"感冒苏风丸"的《昆81方》印行各药铺，作为制剂标准。从此，这首方剂的使用人群更广了。

后来，在地方标准升为国家标准时，药名改为"感冒疏风丸"。生产单位又做了进一步研究，把它制成水丸剂、片剂和颗粒剂，剂型更加丰富。这就是我们现在常见的感冒疏风丸、感冒疏风片和感冒疏风颗粒。

进入21世纪，感冒疏风丸（片、颗粒）列入国家基本药物，供应到全省各乡镇卫生院。一代名医戴丽三的夙愿终于实现了。

24 崔氏献方

旧时昆明中药铺创制了无数良方。中华人民共和国成立后，许多药铺慷慨献方，积极支援社会主义建设。翟少六的妻子崔如碧献方，就是一个典型的范例。

翟昌礼回忆：1956年公私合营时，母亲崔如碧是献方人，把止咳丸配方无偿献给国家。公私合营中，翟玉六药房并入"公私合营昆明市中药材加工厂"，母亲崔如碧和大嫂李秀贞由厂里安排，在咀片组工作。翟昌铭和翟昌祀分别安排在昆明市药材公司姚济分店和天福分店，当营业员。

翟昌礼还回忆起母亲献方的背景——

翟昌礼，1929年10月1日出生，男，汉族，出生于一个祖传十代的中医世家。第一代祖为明代名医翟良，字玉华，刻意方书，穷治冥邈，所活不可数量，《益都新志》有其传。著有《痘科类编释意》三卷和《医学启蒙汇编》六卷，刊行于世。翟良旁系，以事迁蜀，后定居遂宁，医传齐、仕、唯、景、成、文，以耕读为生，医儒传家，为乡人治病多验。

至第七代祖翟庚唐，治病善用大黄，方多以《伤寒杂病论》诊治，于汗、吐、下三法之中，擅以下法取胜，时人称"翟大黄"。第八代祖翟镜航，于汉张仲景《伤寒杂病论》之麻黄、桂枝、青龙三方治伤寒杂病证多奇效，而以桂枝用法最灵，时人称"翟桂枝"。第九代祖翟兆瑞，字玉六，临证各科均甚擅长，精方药，善用金针，于咳嗽痰饮水气诸症最为精到。清光绪十七年（1891）创翟玉六堂于昆明，光绪三十三年（1907）研制翟玉六止咳丸行世，声震海内外。受封奉正大夫，正五品。第十代翟少六，号廷辉，承父业，以《内外伤辨惑论》治诸疾而尤精于外科诸门、疮疡疖肿、伤打创口、骨折诸症。至昌礼已十一代薪传矣！

1954年，全国各地召开了中医代表会、座谈会，提出"开展群众性采集秘方、验方的运动"，各省市均开展了大规模的群众性的献方运动。1955年缪兰英献出了云南白药秘方给人民政府。受此鼓舞，1956年崔如碧代表翟家，也把止咳丸秘方献给人民政府。

之前，止咳丸是家传秘方，仅仅达官贵人使用。中华人民共和国成立后，为人民服务，要群众也用得上，就献出了方子。这就是当时献方的背景和初衷。

翟昌礼幼承家学，攻读经史、诸子百家及《灵枢》《素问》《伤寒杂病论》《神农本草经》。1952年云南大学医学系本科毕业后，由中央卫生部派往上海第一医学

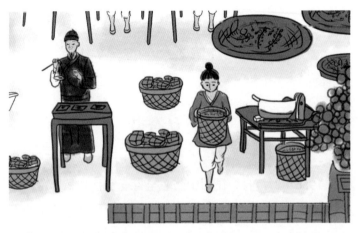

崔氏制药图（昆中药　藏）

院，在著名生理学家徐丰彦指导下，学习人体生理学。1955年，到贵阳医学院生理学教研室工作，参加贵州名医袁家矶主持的"贵州省在职西医学习中医班"，三年毕业。参与筹建贵阳医学院中医系，并任中医教学组、中医养生气功等科室负责人。编写了国内第一本《中医养生学》讲义，供高等医药院校学生使用。

　　1974年翟昌礼到云南中医学院工作，1980年到北京学习中医名家任应秋主讲的《中医各家学说》，回校后教授该课。对民族医药也有研究。退休后，恢复翟玉六堂中医诊所。

　　如今，止咳丸是国家基本药物、国家中药保护品种、云南名牌。看到这些，翟昌礼很欣慰，止咳丸造福亿万人民，正是先辈们所希望的。

25　公私合营

　　1956年2月1日，昆明中药业全行业实行公私合营，昆明地区的82家药铺和43家行商合并成立"公私合营昆明市中药材加工厂"，原各药铺的后作坊全部并入该厂，开始了工厂化生产，制药技艺由组织传承。

　　在工厂生产中，制药工人组成班组或车间。药工承担不同业务技术工作，既分工又相互协作，形成能进行大规模生产的集体。

　　具体是怎么合营的呢？2013年8月，退休在家的朱亮卿的二子朱禄华说："中华人民共和国成立后，公私合营时，听我父亲说，我家全部家当都入社了，支持国家社会主义建设。"

　　档案里，有一份1955年11月朱双美号增资条，证实双美药号的确是这样。

　　公私合营之前，昆明市工商行政管理局普查了私营商业情况。1955年8月31日，双美药号在普查中申报的资本额为250元。随后，朱亮卿又将变卖自有衣物之款，增加到资本额中。所变卖的有皮衣服2件、毛呢西服2套、毛

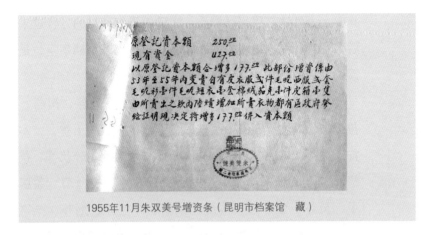

1955年11月朱双美号增资条（昆明市档案馆 藏）

呢衫1件、毛呢短衣1套、棉绒茄克1件、皮箱1只，共177元。11月，增资后资本额为427元。朱亮卿全部家当都入了社，参加公私合营。

在"公私合营企业股权凭证"上，体德堂赵维丰投入公私合营企业，股金人民币2610.44元。这些股金是现金、商品、物料、制药器具和房产折算而成的。制药器具当时列为家具用品。体德堂的制药器具有：蜡锅1口，洋油桶25个，木箱2个，药架1个，刀床1张，铡刀1把，丸药柜1个，筛箱1个，小筛1个，铁炼蜜桶1支，碾槽1架，案板2张，土乳钵1个，擀药棍2支，石磨1架，橱柜1套，横栏柜1个，双人椅2把，圆马机2个，水牌1块。

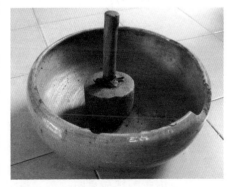

清康熙年间体德堂土乳钵（昆中药 藏）

其中，土乳钵是用来磨麝香、朱砂等贵细药材的，合进来后，一直在配方组使用。2013年收存进入综合档案室，是遗留下来的制药文物。

体德堂的商品为制药原料，有白术、条桂、川芎、益智仁、潞党参、红蓝芪、龟板、淮牛膝、公丁香、云木香、甘草、木通、远志、通底归面、小生地、碎茯苓、茯苓面、五灵脂、梗白薇、栀子、杜仲片、梗白芍、茺蔚子、黄芩、紫丹参、椿皮、柴胡、泽兰片、荆芥、桑寄生、益母草片、青蒿、硃硃面、黄腊、女金丹面。数量不等，绝大多数药材三四市斤，少数一二十市斤。

体德堂的物料为女金丹纸盒50个。体德堂的房地产包括光华街197号的1间，顺城街51号的1院坝，正义路328号的1间。

其他药铺也都这样，折资入股，成为股东，分享红利。红利每年定期发放。从1958年1月起，一直领取到1966年8月。

公私合营初期，全厂以班组为单位，集体组织生产。生产经营的范围是咀片加工和中成药生产。业务受昆明市药材公司领导，未独立经营。生产地址分散在沙朗巷、三市街和顺城街三处。沙朗巷2号（现云南省中医医院磁共振检查室之南的绿化地处）生产丸药，由刘启培负责；三市街加工咀片，由邱云负责；万钟街（顺城街）配药磨药，由张国柱和袁明负责。各组按照原有的传统工艺生产，由有制药经验和技术的老工人带领、传授、指导和检验。

丸药组有陈灿南、杨润、赵礼、赵聪等人，技术过硬。陈灿南，是原大德药房的店主，擅长遵法制药。杨润是原福林堂、惠安药号的店员，有丰富的制药经验。赵礼是原永春堂的店员，合营后为大案组组长。赵聪是原大安堂福寿药号的店员，和杨德生等人一样，是做丸药的能手。

1957年，国家投资咀片生产机1部，是加工厂的第一部机器。

1958年以后，企业大搞技术革新，从外地引进搓药板来制药。搓药板一下出十个，比原来一下出一个的砣药筒更快了。

药工们很爱惜药材，就连盲人磨药工杨万和、徐学智等人责任心都很强，碾鹿

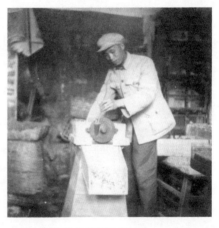

1958年咀片组组长邱云在切药。这是昆中药第一部机器（彭云波 摄）

茸等贵重药，一点泼洒都没有，碾槽收拾得很干净。青工刘珍端着一簸箕白术过来，徐学智听到嚓嚓声，劝阻道："莫整了到处泼洒嘎！""泼不泼，你又望不见！"大家哄堂大笑。

盲人张国柱做丸药，手法熟练，虽然看不见，但揪下来一坨就是二两五，药丸的重量一致；一股药条，刚刚好搓成10丸，一点余留都没有，恰到好处。

全厂管理组有党支部负责人，也有技术负责人。支部副书记兼协理员（公方负责人）赵子信（原天福参药号学徒）、私方负责人赵又仪（原百福堂店主）、配药师李炳然（原福林堂店主）、业务主任郑继卿（原天福参药号店主）、秘书股职员李月冰（原保龄药室店主）等。

公私合营时的药工从私人药铺转入加工厂里集体生产，既保留和继承了中医药知识和技术，又使制药技术得到充实和发挥。在工厂里，工人之间相互取长补短，切磋技艺，促进了生产的优化和提高。

公私合营后，加工厂生产效率大幅提高。据《一九五七年独立经济核算工业企业年报》记载：公私合营昆明市中药材加工厂1957年实际总产值（按1952年不变价格计算）134.8万元，比1956年实际总产值63.8万元翻了一番多。

26　专家来访

根据中苏科学技术合作协定，1959年4月、5月两个月，苏联药用植物和芳香植物研究所所长、农学副博士依茨柯夫和植物学家、生物学副博士基钦柯，应邀来我国医学科学院工作。主要是赴云南考察热带药用植物、中医药情况。

1959年4月12日，他们到达北京，受到中国医学科学院领导的接见。随后即开展工作。4月24日至5月7日，他们考察云南。云南省卫生厅接待了苏联专家。双方交流了药用植物的利用和中药材产销情况。

身着西服、扎着领带的两位苏联专家，参观了位于昆明三市街的咀片作坊。这里是公私合营昆明市中药材加工厂（昆中药的前身）的作坊之一。

苏联专家在云南名医姚贞白、云南省卫生防疫站摄影师刘春培和翻译等人的陪同下，走进作坊。作坊里，有的药工在用咀片机切药，有的在用铡刀铡药。

时任公方厂长的赵子信、书记张树清，为来宾们介绍了工厂情况。在药袋前，赵子信拿起两味药说："南星一把伞，半夏三个叶，这是天南星，这是半夏。"苏联专家凝神细听，接着问加工有什么要求，赵子信带他们来到铡药刀前，说："枳壳铡成乌鸦嘴，桔梗铡成云彩片，杭芍铡了飞上天。按照这些口诀来铡。"

药工廖桂金、杨桂英、刘珍等人正在用咀片机切药。咀片机是当时最先进的设备，也是厂里唯一的一部机器。药工戴上手套、口罩、帽子，穿着白色的工作服，开动了机器。苏联专家观看了切片过程。

一枝枝羌活，被塞进咀片机。经过机器的切铡，浅灰色的药片，纷纷落在机器下面的簸箕里。苏联专家俯下身，用手抄起一把药片，看了看，点了点头。翻译请药工停下机器。停机了，苏联专家仔细看到，机器盘上安装了四把刀片。药工扶着刀片，专家看清了机器上的刀片，竖

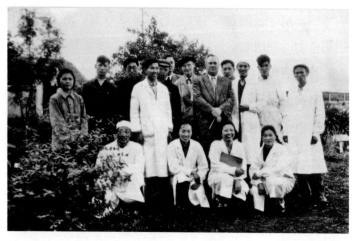

苏联专家参观昆中药等单位后留影（1959，云南省药物研究所魏均娴　藏）

起了大拇指称赞。

接着，苏联专家查看了手工切药。杨桂英正在切药。在她的菜刀下，白术被切成薄薄的均匀的薄片。谢大爹、任大爹等正在用铡刀铡瓜蒌壳，一片片瓜蒌壳落在地上的簸箕内。苏联专家低头看了看切好的药片。

临走之时，赵子信将一本《昆81方》递给姚贞白，姚贞白把《昆81方》作为中国中药文化的代表作，赠送给来访的苏联专家依茨柯夫和基钦柯。

这次访问，苏联专家参观昆明植物所、昆明医学院、云南药用植物研究所、西双版纳药用植物试验场等单位。依茨柯夫还向省市植物、药材干部和医学院的师生作了报告，介绍苏联药用植物的研究。

27 迁址南坝

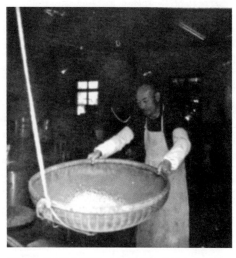

1958年老药工杨德生在沙朗巷作坊叠丸（彭云波 摄）

1959年7月开始，分散在市区内沙朗巷、三市街和顺城街三处的丸药组、配药组、咀片组和酊剂组，陆续搬迁到南坝。因遇三年困难时期，到1965年全部班组才搬迁就绪，集中到南坝厂区生产和管理。

据赵子信2013年5月回忆：

由于班组分散，效率低下。当时厂里的产值和利润都很低，每年实现利润不足1万元，主要来源是以收取药材加工费为主。1959年7月工厂下放到地方管理，业务主管部门是昆明市第一商业局，厂名称中国药材公司云南省昆明市公司药材加工厂，后又改为昆明市药材采购供应站加工厂。业务直接受省药材公司（下有市药材公司）领导，经营范围为商业、中药。当时是条块结合的管理体制，实行统一领导、统一计划、统一核算，分级管理；行政上受区政府领导，先归五华区区政府领导，后划归盘龙区区政府领导。

为提高生产能力，我们向上级领导交了一份请示，请求政府划一块地，把分散在市区的几处生产班组集中在一起。省委、省政府很关心，省长刘明辉批转同意划拨。几经选址，最后选定南坝现址。白手起家建起这个厂。

当时，南坝有药材公司的两间半仓库。利用仓库，把市区分散的班组搬迁到南坝，另外建了一个四合院，就开始生产。起初，生产条件十分简陋，生产工具原始，没有锅炉房，没有烤房，没有职工住房。职工分散住在市区内，来厂里上班走的是农田埂子，常常赤脚才能趟过水田。药材干燥是靠天吃饭，在四合院内找一块平整的场地，药材直接铺开在地面，用太阳晒。一到夏天，院内成了晒场。厂里的运输工具是一辆马车、一张人力三轮车和两张人力板车。

三年经济困难时期（1959—1961），厂里和全国一样，面临重重困难。自然灾害闹得人们没有粮食吃。南坝厂区地势低，又是土路，夏天常被水淹。在搞生产外，大家自己动手，修沟、排水，又搞生活自救。食堂没有蔬菜和肉，我们就利用周边的空地，种菜养猪。大家群策群力，披荆斩棘，逐步在南坝站稳脚跟。

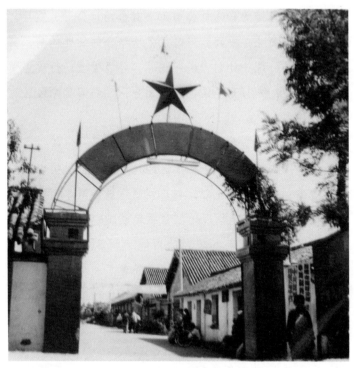

1965年位于南坝的昆明中药厂大门（彭云波　摄）

　　1964年2月，全国掀起工业学大庆经验的运动。一年多后，1965年昆明市药材公司提出，把药材加工厂从昆明市第一商业局合给公司来管，商业局同意。厂名变更为昆明市药材公司中药制药厂，又称昆明市药材公司中药厂。为此，昆明市药材公司的党总支书记李辉，借用空军的几部车，三天搬下南坝。把分散在市区内三处的班组工具用具搬到南坝厂区。

28 特药特批

止咳丸，原名翟玉六止咳丸，是云南名医翟玉六的祖传效方。清光绪三十三年（1907）翟玉六药房制售此方。由于疗效显著，旧时就创下名牌，成为家喻户晓的常备良药。该药是一种治疗感冒咳嗽、久咳不止、中老年急慢性支气管炎的传统中成药。

清代和民国时期，云南普遍种植土药（又称大烟、洋烟、鸦片、土膏），运往川广两湖等地，吸食土药盛行，其镇咳疗效为人所知。止咳丸由贝母、薄荷、厚朴等24味药组成，其中含有鸦片末的成分，发挥其治疗作用。

1954年，在全国开展"禁毒禁烟"运动中，有人提出：止咳丸里有鸦片，是否应取缔？为此，中央卫生部颁发《成药管理办法》规定：中药成药，过去当具疗效的，不得硬性取缔。昆明市人民政府卫生局据此准予制售止咳丸，以满足群众的需要。

十年之后，止咳丸又遇到"一刀切"的危险。

1964年，国家卫生部等部门下达关于药政的规定，要求在4月之后暂停生产含鸦片的成药。应群众需要，厂里出产了不含鸦片末的止咳丸。上市后，零售店反馈说，群众买了第一次后，就不再买了，省内各专县医药单位也不再进货，群众普遍反映无疗效。云南地区治咳的专用成药不多，群众需要又不能满足，已变成个大问题。8月19日，云南省卫生厅和云南省商业厅联合向国家卫生部和商业部请示，拟同意昆明市药材加工厂继续生产，凭证供应或凭医生处方售给患者。卫生部函复称："该药已是20余味药材的多味配方，应取消鸦片末成分可继续生产。"〔卫生部（64）卫药管字第407号〕

经昆明市卫生局药政科李贵等人征求名医意见，对处方做了技术处理，用罂粟壳代替鸦片末。这项意见于1965

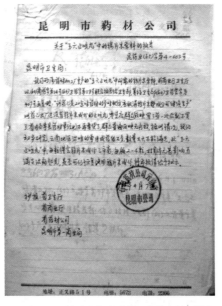

1965年4月7日止咳丸报告〔昆明市档案馆 藏〕

年5月12日呈报当时云南省卫生厅。厅里见这样处理，坚持了卫生部批复，取消鸦片末，给予同意。于是，昆明市卫生局复函昆明市药材公司，按代用后的处方继续生产供应。

国家对药品的这一具体政策，从群众利益出发，避免了"一刀切"的片面做法，也为后来实行药品特殊管理创造了经验，在药政史上具有一定的典型意义。

如今，止咳丸是"云南名牌产品"，列入国家基本药物。百年止咳丸，承载着一代儒医的大德厚爱，护佑着天下苍生。

29 参苓产标

1965年6月26日，毛泽东主席发出号召："把医疗卫生工作的重点放到农村去！"9月21日，中央转批卫生部党委的报告。年底，政府卫生部门开展成药下乡，把一些疗效可靠、价格便宜、不经医生就可自行购买服用的药品销往农村。云南省卫生厅、云南省商业厅和云南省供销合作社联合组织昆明、腾冲、丽江等地的制药厂，生产面向农村的中西成药。

成药下乡的品种，是适合农村需要、价格低、疗效好、使用安全方便的中西成药。两厅一社提出了"省定第一批下乡成药品种表"。下乡成药包括桑菊银翘散、防风通圣丸、参苓白术散等27个中成药，参苓白术散就在其中。

一直生产西药的中国医药工业公司昆明制药厂，1965年11月计划生产参苓白术散。在整理申请资料时，他们发现：省定的参苓白术散，与《中国药典》1963年版的参苓白术散相左，用药及用量均有出入。仅用药上，省定的参苓白术散用苏条参（即北沙参）代人参，去桔梗加陈皮，其余不变。为此，昆明制药厂向昆明市卫生局请示，参苓白术散采用何处方生产？

接到请示后，昆明市卫生局根据本地的货源情况和用药习惯，决定仍然按省定的参苓白术散处方生产。

当时人参紧缺，以往实际生产常用苏条参代替人参。去桔梗加陈皮，是历代

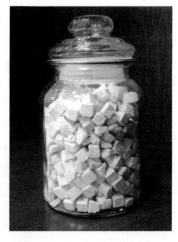

云苓

医家根据云南的气候特点和地理情况而改定的。明代医药学家兰茂创立"感寒论"，首次将人参易为北沙参，并加陈皮。兰茂的门徒管群藩、管群仁等名医，继承兰茂的用法，之后世代沿用。1857年起，福林堂等昆明中药铺制

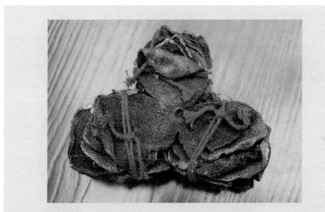

上等陈皮

售参苓白术散，用北沙参和陈皮。1954年，戴丽三等名医审定昆明方参苓白术散，除去桔梗一味，收入《昆81方》中，作为各药铺制药的标准。省定的参苓白术散是依据《昆81方》而来的。

昆明市卫生局的批复，因地制宜，用本地药工实际生产的处方，纠正了对原方的泥古倾向。

1974年，《云南省药品标准》收载昆明方参苓白术散。1988年前后，昆明方参苓白术散治疗泄泻（慢性结肠炎）临床试验结项，证实其治病机制。

在地方标准升国家标准时，1997年昆明方参苓白术散更名为"参苓健脾胃颗粒"。1998年，参苓健脾胃颗粒载入《卫生部药品标准》（第15册）。1999年，参苓健脾胃颗粒列入国家中药保护品种（二级）。

30 自制煮锅

1968年10月，昆明市中药制药厂成立片剂试制小组。要把粗大黑的丸散膏丹，变成精小白的片剂，满足群众需要。

浸膏是制片剂的原料之一。当时，厂里没有煎煮浸膏的锅、渗漉药汁的罐等制药设备，这直接制约着片剂的上马。于是，职工群众轰轰烈烈地大搞技术革新，该引进的引进，该自制的自制。

解决煮锅的问题交给了陈晋昆和刘礼志。他们二话没说，卷起袖子从头学。到兄弟单位看样，找能够使用的旧零件，画图纸……经过反复比较，理出了一点思路。但是煎煮锅是自制还是外购，依然卡了壳。

厂里的上级单位昆明市药材公司经理李鸿昌听到后，说："这个锅我来帮他们整。"李鸿昌带着钉锤、锉刀等工具，来到厂里，亲自上机床，带领陈晋昆、刘礼志等人，奋战七天七夜，量体裁衣，用铁皮敲成两口浸膏锅。有了这两口自制锅，煮锅问题解决了。这两口浸膏锅用上后，试制中药浸膏获得成功，制造片剂有了药料。

1969年8月，厂里用33冲压片机正式生产中药片剂，制成第一批银翘解毒片，标志着传统剂型开始向现代剂型转变。

1970年，片剂生产逐渐走上正轨，生产出银翘解毒片54万瓶、通宣理肺片35万瓶，共生产片剂712万片。这年，昆明中药厂成为云南省第一家生产中成药片剂的中药厂。

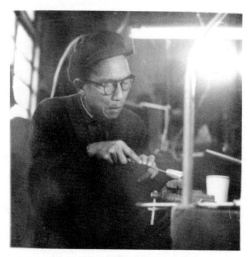

1972年李鸿昌与机修工共同自制浸膏锅（彭云波　摄）

李鸿昌于1939年8月进入昆明正义路上的"益兴和"药铺，1949年为该店的店员。药工回忆说：李鸿昌曾是地下党员，吃苦耐劳，动手能力强，对制药在行。这两口浸膏锅既节约了厂里的资金，又发扬了自力更生的优良传统。"七天七夜自制煮锅"的事一时在厂里传开了。

有了煮锅，用上压片机，昆明市中药制药厂向生产半机械化、机械化迈出了关键的一步。

31 杨润援越

1970年4月4日《云南日报》第2版《为世界革命勇于献身——记我省援越药材技术人员、共产党员杨润》，报道了昆明中药厂技术人员杨润援越事迹，当时越南莱州省卫生厅厅长赞扬杨润是"国际主义战士，中国的白求恩"，对杨润毫不利己、专门利人的精神给以高度评价。

杨润是昆明官渡区六甲乡小河哨村人。1917年生，高小毕业后，1931年1月开始进入药行，先后在福元堂、福林堂、天福参药号、同信堂等药店当学徒，学习药材知识，制作丸药。抗日战争全面爆发后，考入昆明陆军医院护士班学习。

1939年8月，分配到滇缅铁路卫生处当护士。1940年6月，因日本侵略军进攻滇西而回昆。后来，进入济康堂、惠安堂和大安堂祺昌药号做丸药。做药期间，每回到乡里，邻里都要找他看病，久而久之，成了远近闻名的杨医生。

1956年公私合营，杨润随着大安堂一起并入加工厂，在沙朗巷丸药班组。1958年调任昆明市盘龙区人民医院党

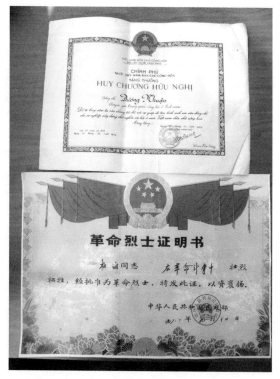

越南政府和中国政府颁发的杨润烈士证书（杨惠英　藏）

支部副书记及南屏街门诊部主任。1962年调回加工厂咀片班组，是该组负责人。1963年任加工厂党支部书记。当时粮食供应不足，他带领群众，自力更生搞生产，保生活，他种的金瓜、筋豆、白菜又嫩又鲜，无偿交给职工食堂，改善职工伙食。他公而忘私，自己却住着养马房。这种无私奉献精神，感染着职工。

"抗美援越"时候，响应党的号召，他和云南省药材公司的胡守彬、加工厂李应楠一起，支援越南的社会主义建设。杨润任医药组组长。

在越南莱州省，他带领越南人民种植三七、当归、白术等中药材，给当地卫生人员传授药材的保管方法。他没日没夜地给群众看病、治病。帮助当地制药厂改进工具，教药工制药技术，尤其他擅长的丸药，从配方、选材、加工到包装。他常常披星戴月，满腔热忱地工作。

由于条件限制，制出的药物没有动物试验，杨润就亲口品尝，用自己作试验。1969年11月17日在指导草乌加工时，不幸中毒牺牲，献出了年轻的生命。19日安葬于越南莱州省封土县孟索乡王窝凹村。

越南总理府授予他两枚友谊勋章。中共云南省委、省人民政府授予他"白求恩国际共产主义战士""优秀共产党员"等光荣称号，表彰他勇于献身的精神。

32 片剂投产

1973年，昆明市中药制药厂相继增加了搪瓷夹层罐、搪瓷盆浓缩锅、两台19冲压片机和颗粒机等设备，扩大了片剂生产规模。

当时中成药的生产，主要还是手工操作。生产工具落后，工时消耗大，工业卫生不理想，药品质量受到制约。

1973年在周恩来总理的亲自关怀下，国务院发布了我国关于中成药发展的第一个国家文件——国发〔1973〕121号文件，即国务院批转国家计委、商业部《关于改进中成药质量的报告》，要求各省市自治区人民政府加强对中成药质量工作的领导，积极改善设备，使中成药的生产逐步实现机械化、半机械化。

在这种背景下，云南省人民政府将昆明市中药制药厂列为重点改造企业，拨款180万元，用于新建片剂车间、煮提车间和糖浆生产大楼，并增添设备。

先建起了质检楼和成品库。1973年12月竣工一栋800平方米的二层质检楼（现质量检验中心）和成品仓库。

重头戏是"片剂车间、煮提车间",又称"片剂药酒糖浆车间"。车间包括净选、粉碎、煮提、片剂等工段。车间的地质勘察是由云南省设计院勘察队承担的。车间设计分两部分:主体车间、锅炉房、水塔由云南省设计院王昌猷、王铭等人设计,1975年9月设计完成;砖烟囱是由第五机械工业部第五设计院设计,1975年12月设计完成。

昆明市药材公司做基建工作的徐世承、刘企培等人负责建设的施工和管理。徐世承旧时是寅生堂的店主,1940年夏,徐世承参与其父亲徐兴让承包的蒙自修公路、架桥梁、挖涵洞等工程;同年秋,参加承担干海子工程、跑道工程等项目的现场施工和管理,有丰富的建筑经验。

刘企培是参加过抗美援朝的军人,转业到昆明市药材公司,参与管理施工。

自制和购进了一批先进设备。如EP-19压片机、震荡筛、60kW红外烤箱、DCH-150混合机、TXJ800糖衣机、C74-10刀剁式切药机、提升吊笼等设备和设施。有了蒸汽干燥条件,药材和半成品干燥逐步结束了利用日光干燥的"靠天吃饭"的历史。从此,结束了使用菜刀、铡刀、簸箕、铁铲等手工工具的历史。

1976年末,片剂车间、煮提车间正式投入生产。

车间建成后,片剂生产能力大为提高。合药采用合药机,制粒使用了制粒机,化蜡使用了化蜡锅,炼蜜使用了蒸汽锅,生产实现了机械化、半机械化。从而大大提高了

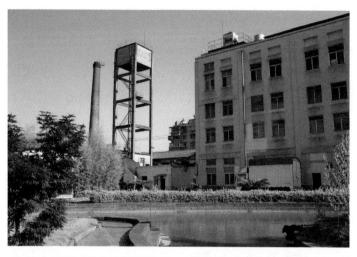

1976年末正式投产的片剂药酒糖浆车间、水塔、烟囱、锅炉房（杨祝庆　摄）

劳动生产率。年产片剂5亿片，品种达21个。

　　1976年末建成的"片剂药酒糖浆车间"和锅炉房、烟囱等建筑和设备，是昆明中成药机械工业发展的起点和基础，成为云南中药工业化初期的标志，也成为中国中成药现代化初期的标志。

33 蜡壳艺人

赵桂英，厂里习惯称她为"赵孃"。她是药厂提蜡壳的高手。1989年获得国家医药管理局颁发的"老药工荣誉证书"。这项荣誉是颁给从事医药工作满30年，技艺精湛的老药工的。换言之，赵孃是中华人民共和国成立前的药工，在旧时的药铺里就当了制药工人。

赵桂英是云南弥勒人，1939年10月9日生于贫农家庭，幼时母亲去世，父亲目盲，被邻居赵奶奶领养，便跟随奶奶姓赵。奶奶去世后，由舅母带领，不久舅母因分娩去世。舅舅把7岁的小桂英卖给一个大地主，小桂英看到地主目光凶狠，第二天就逃出来，跑到赵奶奶的一个侄子家。那人把她领到昆明去卖，卖也卖不掉，人家说年龄太小。这时，正义路上的中药铺"保和堂"店主——张星阶，动了恻隐之心，见她可怜，收下她，在家当使女。

"那时过着挨打受骂的奴隶生活。"赵桂英后来说。16岁跟随张星阶之子张平阶和张少阶当练习生，学习"药材艺业"，认识药材，碾炼丸药。

中华人民共和国成立，赵桂英获得彻底的解放，从雇工变成自食其力的工人，能靠劳动谋生。公私合营时，和其他药店店员一样，赵桂英并入中药材加工厂。厂里送她到昆明市商业职工学校学习。出校后，能写字看报，从"睁眼瞎"变成了明白人。在蜜丸车间，赵桂英为包装工，做提蜡壳的工作。提蜡壳是蜡液变成蜡壳的一道制作工艺，蜡壳是当时能长久保存药丸的材料。"旧社会，提蜡壳只有几家大药铺包大蜜丸才提，比如福林堂、体德堂、大安堂几家。"赵桂英回忆说，"公私合营后，这几家的店主赵维丰、蒋文英、张桂英教我们提蜡壳。"赵桂英手脚勤快，提蜡壳的技术突飞猛进。

因积极肯干，能吃苦耐劳，技艺渐渐娴熟，后来担任蜡壳班班长。她提蜡壳，旋得快，划得巧，盖得好，没罅缝，壳皮适中，多次评为先进生产工作者。

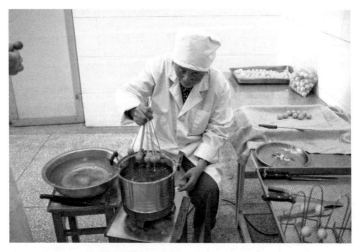

省级非遗传承人赵桂英在提蜡壳（2014年3月王云鹏　摄）

1979年，针对蜡壳易脆裂等质量差的问题，厂里按照赵桂英等老药工的意见，研制出一种新的蜡液配方，这种蜡液制成的蜡壳耐热、耐寒、韧性强，不易脆裂。新蜡壳保证了药品质量。次年1至5月，就生产了十万粒女金丹。这时，女金丹不仅用远红外线灭菌，蜡壳包装也新颖美观，10月获得了云南省优质产品奖。

到1987年退休时，赵桂英制药达35年。

退休后，丸药普遍采用塑料蜡壳和铝塑包装，而蜡壳停用，因此提蜡壳的技艺也终止了。2012年为了恢复这项技艺，企业组成提蜡壳小组，赵桂英毫无保留地把她的绝技贡献出来，教给几个徒弟。

2014年9月，云南省文化厅命名赵桂英为第五批省级非物质文化遗产"中医传统制剂方法（昆中药传统中药制剂）"代表性传承人。从使女到传承人，赵桂英无比感慨。她说："不是新社会，哪有我的今天！"

如今，耄耋老人赵桂英，住在药厂宿舍。偶尔到厂里指导年轻人制药，讲述自己的经历，参加文化保护活动。在家则帮两个女儿照看孙辈。新旧社会两重天，她脸上常挂着微笑。

34 虔心修合

刘珍，昆明人，因昆明市商业局招工，与孙惠君（后任酊剂班班长）等24人一起进入商业局所属的公私合营昆明市中药材加工厂，当药工。

1958年入厂时，15岁的刘珍跟随原仁安堂（后改为萱和药号）的李美英、百福堂的王淑英等师父学习炮炒煅炙。1962年调去做丸药，由旧时中药铺的店员张世昆、潘增德（原万生丰记药号的代理经理）教她们做丸药。

田凤仙做会计工作，经常教刘珍识字，对她们又严又爱，对刘珍说："你们不好好地学，以后连吃饭的本事都没有！"刘珍记在心里，一有空就拿着生字去问："田老师，这是什么字？"田老师一一指点。后来刘珍到了能读书看报的程度。

1972年起企业正式上马片剂生产线。在原杨大安堂祺昌药号店主杨增五、百福堂店主赵又仪等老药工的带领下，刘珍、陈红卫和阮迪柳负责片剂所需的浸膏生产，刘珍任浸膏组组长。

刘珍对炼蜜的火候把握得准，能根据药材控制水煮的

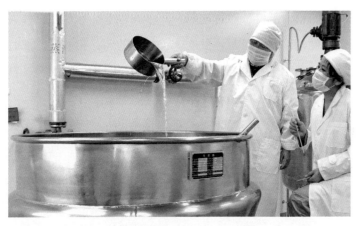

2015年1月刘珍在教徒弟阮云和蜜（陈海宁 摄）

时间，遵守古法蒸煮。从事浸膏21年，做工精细。

有一次，徒弟问她："师父，当时还没用测温枪这些仪器，你们是怎样控制质量的呢？"

刘珍说："都是按前辈的技术来做。金匮肾气丸的浸膏，用勺子舀起来，看它的浓度，如果泛金黄色，就熬到份儿，可以舀起来，去掺面，拌药。感冒疏风丸，用勺子舀起来，一饼饼淋下来，就可以舀起来了。如果太稀，水分多，就会哗哗淋下来；如果太干，就成一嘟嘟的。这些都是老师父教给我们的。这些经验，做出来的药，质量好。做出来的药，能自己吃。"

停了停，刘珍接着说："你问起来，我想起前几天的事。我去菜市场买菜。在一个摊位前，买了白菜，交钱给摊主。摊主是一个年轻妇女，弯着腰给我找零钱，面色煞白，左手按着肚子。'你咋个了？''肚子疼''吃点我们做的糊药吧。''你吃吗？''我也吃。'现在有些人自己种的菜，自己都不敢吃。我们做的药，我敢吃。那时没有仪器，全靠良心，用心做每批药。我们做出的药，自己敢吃，也给父母和亲友吃。"

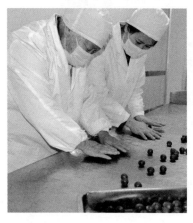

徒弟阮云向师父刘珍学习揉大蜜丸（陈海宁 摄）

刘珍接着说："炼蜜分作大花、中花和细花。不同产品，炼成不同的花。像参苏理肺丸、清肺化痰丸、感冒苏风丸，炼蜜要炼成大花。大花也就是说，锅里面的蜜的水分要多一些，冒起的泡泡、泡沫花要大、多，叫大花。十全大补丸、归脾养心丸、六味地黄丸，要熬成中花；再造丸、固精丸，这些要熬成细花，又叫缎子，像绸缎一样细密。"

1993年，刘珍退休，谢微、张丽明、余爱琼等人接班。1989年，刘珍与丈夫李正文双双荣获国家医药管理局颁发的老药工荣誉证书。2014年9月，云南省文化厅命名刘珍为第五批省级非遗"中医传统制剂方法（昆中药传统中药制剂）"代表性传承人。

在古代，制药，称为修合。昆明中医药界自古有"精工修合丸散膏丹，遵法炮制生熟饮片"的行规。这些规矩在药工中得到继承和发展，一代又一代，融入制药之中，成为各药铺的店规、厂规。后来，又成为药工的精神，贯穿到各项工作之中。

1980年1月，冯建明从北京中医学院（现北京中医药大学）中药专业毕业，分配到昆明中药厂。当时，正值技术科组建，她成为第一个组员，在科长孔繁祥带领下，承担了丸散膏丹等传统剂型的改革工作。如将参苓白术散改为冲剂，舒肝散改为冲剂等。

改剂型，崩解度是一个技术问题。国家、省级和企业都有相应的标准。企业有内控标准。内控标准一般高于省级和国家标准。成文的企业内控标准就是冯建明他们那时开始建立起来的。冯建明访问刘珍等老药工经验，将每个中成药的生产工艺，到车间里全过程摸索，再编定书面的工艺技术标准。从药材鉴别，到质量控制，从含量检测，到成品检验，建立健全了一整套技术规范和操作规范。

冯建明技术过硬，尽心尽力提高质量。2012年冯建明退休。她说："我管质量二十多年，懂得昆中药的药，我自己敢吃，

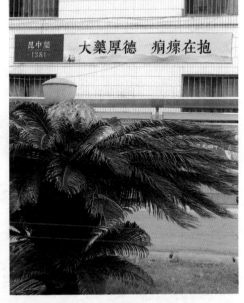

悬挂在办公楼墙上的企业使命标语（杨祝庆　摄）

也常吃。退休了，我还常用昆中药公司的药。"

在古代，行医制药的目的就是"上以疗君亲之疾，下以救贫贱之厄，中以保身长全"（《伤寒论序》）。如果君王和亲属的疾病，贫民百姓的疾苦，自己的身体毛病，无法医治，那就是不忠不孝之人。

"我不怕教会徒弟，饿死师父，有什么都教给年轻人。"现在，跟冯建明学过的人，都成了昆中药的技术骨干。

比企业内控标准更高的标准，是"大药厚德，痌瘝在抱"的初心和使命。

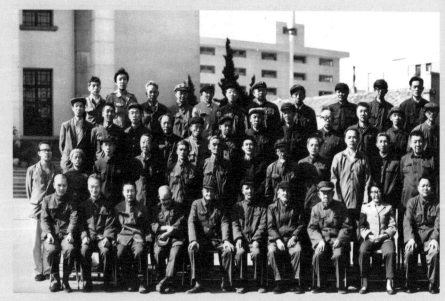

1986年3月28日，昆明市药材公司颁发老药工荣誉证书大会合影（朱德昌　藏）

35 老药新叠

在私人作坊中，阮氏上清丸的制法为"诃子山豆根煎水为丸"。儿茶等药材，用碾槽碾细，用诃子、山豆根煎煮成煎液，簸箕叠丸，边叠边洒煎液，叠滚成绿豆大小的丸粒。阮氏上清丸成品为黑色的水丸。

中华人民共和国成立后，荸荠式糖衣锅，锅型糖衣

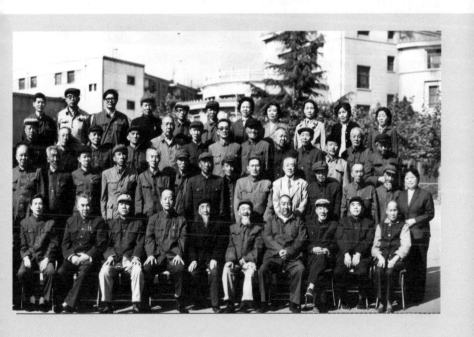

机，逐渐代替簸箕，用于叠丸。原来的水叠方法，手工制法，不适应机器的生产。如果把原来的水叠方法，直接用在糖衣锅上，则叠出的丸粒形状不规整。在糖衣锅中喷洒水分，水分若把控不好，丸粒就粘成大坨坨，粘在锅底，不便取出。再加上儿茶药粉容易凝固，不便起模，丸粒难以成型。这一工艺技术问题，一时未能解决，阮氏上清丸曾一度停产。

1978年，青工张元昆调到水丸车间，跟随段凤英、张世昆、刘春珍做水叠，属于泛丸工作。

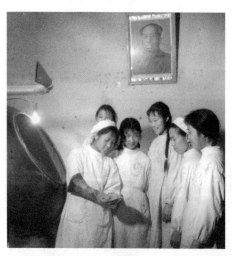

1972年段凤英（右二）在指导糖衣班青工学包衣
（彭云波　摄）

为了解决阮氏上清丸糖衣锅不能水叠的问题，张元昆琢磨怎样改进原来的方法。当时没有技术科和质量科，没有技术力量可以求助。张云昆利用周末，到叠丸车间做小试，用乙醇（酒精）代替水，从高到低采取不同浓度的乙醇，反反复复地试验，最终摸索出一套解决办法。这套办法叠出的丸粒表面光滑，形状均匀，达到了技术质量要求。

阮氏上清丸用乙醇叠制，是昆明中药厂第一个用乙醇叠丸的产品，开创了厂里乙醇叠丸的新工艺。这项技术别具巧慧，解决了阮氏上清丸水叠的工艺问题，提高了产量和质量。后来，丹栀逍遥丸、逍遥丸等水丸也用乙醇叠丸法。

如果没有工艺革新，这个传了200余年的老药可能就失传了。失传了，它的配方和工艺技术后人就无从知晓；它治病的作用，人们也就不能享受。而这项新工艺却让老药起死回生，继续发挥它清热止咳的作用。

张云昆说："解决了工艺上的问题，我由衷的高兴。由于我能在生产中改进工艺，在实践中总结经验，工作积极肯干，做出了显著成绩，得到老前辈和领导的肯定。"1979年7月，张元昆获得昆明市妇女联合会颁发的"三八红旗手"奖状。

阮氏上清丸的乙醇叠法，1998年载入国家卫生部《药品标准》（第20册），制法为：儿茶等"以上九味，冰片、硼砂分别另碾，其余七味粉碎成细粉，加入硼砂、冰片，混匀，用适量乙醇泛丸，干燥，上衣，打光，即得"。

优化后的阮氏上清丸乙醇泛丸法，2015年载入《中国药典》，制法为："以上九味，冰片、硼砂分别研细，其余儿茶等七味粉碎成细粉，加入硼砂、冰片细粉，混匀，用适量乙醇泛丸，干燥，制成水丸1000g，上衣，打光，即得。"

与此同时，采用了高效液相色谱法来测定阮氏上清丸的含量，质量控制更加精准。改进后的阮氏上清丸质量检测技术2015年载入《中国药典》。在《中国药典》上，

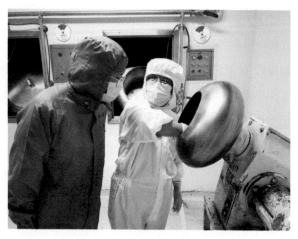

张元昆（右）指导阮云泛丸（杨祝庆　摄）

药名为"口咽清丸（阮氏上清丸）"，这样既符合技术规范，又保留了阮氏上清丸的历史来源。

阮氏上清丸制作的高超技艺，是药工钻研工艺技术的结果。张元昆感叹道：要"大胆地亲自操作，体会其中奥妙和感觉"。2018年5月，文化和旅游部认定张元昆为第五批国家级非物质文化遗产"中医传统制剂方法（昆中药传统中药制剂）"代表性传承人。

正是以张元昆为代表的药工，钻研工艺技术，与时俱进，继承中创新，才让祖先留下来的发明创造从民间经验上升为国家标准，擦亮了这块金字招牌。这是一个典型的个案，是中医药走向规范化、科学化、现代化的样本。这是一个普通的例子，也是非物质文化遗产活起来的不二法门。

36 巧泛药丸

前面说过，罂粟壳代用，解决了禁烟的问题，但是按下葫芦浮起瓢。1974年用罂粟壳的止咳丸载入《云南省药品标准》中，作为生产的依据。生产中，罂粟壳则又出现意想不到的问题。

罂粟壳是质地坚硬，富含纤维的药材。生产中，泛丸时，丸粒黏性大，难以成型；生产后，止咳丸常出现破裂，有粗糙纹。这一难题一直未得到解决。

1991年后，在冯建明、李雯沛等技术人员的带领下，殷丽华、王兰仙等药工改进了生产工艺，不是全部药材粉碎成细粉来泛，而是先将罂粟壳、甘草等蒸煮，过滤，浓缩，提取药液，再与其余药材混合粉碎后再泛。改进后的止咳丸水丸大小均匀，色泽一致，表面光圆，无粗糙纹。

用浓缩精制的方法，将传统止咳丸水丸制成的浓缩水丸，含量不变，却减少了服用量。改进后的工艺技术，达到国内先进水平。后来，这项技术上升为部颁标准。

对止咳丸浓缩水丸泛制技艺，李雯沛总结说，关键是要薄层多次。浓缩液每次加入少量，多次添加，细致成

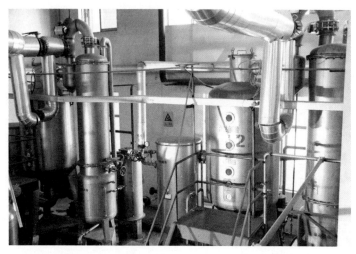

2003年6月启用的单效外循环浓缩器（2018，赵小康　摄）

型。做工做工，做药的功夫。工艺技术要有耐心，不能急躁，更不能偷工减料。否则，次品难免。

1995年，止咳丸浓缩水丸采用铝塑包装，使用更方便。接着，工厂继续创新，进一步将止咳丸水丸改剂型为止咳胶囊。

技术进步带来较好的经济效益。1995年，止咳丸水丸和止咳胶囊产量15660万粒。此后，生产供应的数量更大了。

37 炒药女工

春永仙，昆明人，她出生于一个工人家庭， 1974年参加工作，进入昆中药，先在配方组，6年后调到炮制组。此后，一直从事药材炮制，炮制23年，技艺精湛，是昆明中药界公认的炮制能手。

进厂之初，春永仙做配方工作。她与同事周仲华一起，跟随中华人民共和国成立前昆明老药铺"万生国药号"的店主傅玉琨师父学习配方。

配方是制药的第一道工序。配药班班长刘慧和何福君把各种成药的配方单，给春永仙和周仲华，春永仙和周仲华两人照单领料，拉进车间，称量、堆码和复核。"那时，配方要甩大麻袋，那是很苦、很费力的事。甩到板秤上，称药材。按处方称量，再堆放整齐。"经过六年的配方工作，春永仙掌握了所制药材的名称、性状和功能。

1982年，春永仙调至炮炙组工作，成为昆中药炮制的骨干工人。在炮炙组，师从江祖恩和张淑珍两人。江祖恩是旧时"荣安堂"的店员，擅长蒸煮等水火合制法。张淑珍也是旧时药铺的药工，炮炒煅炙等火制法非常娴熟。这时在炮炙组，江祖恩负责药材蒸和煮，张淑珍负责炒。春永仙同时学习蒸、煮和炒，技术更加全面。

当时炒药为手工炒，劳动强度大，男子都害怕。"隆冬时节，都炒得你汗流浃背"，但柔弱女子春永仙并没有退缩，"我师父（张淑珍）五十多岁了还照样炒，一点不偷懒。男子能炒，妇女也能炒。我年轻，力是井水，使完又有。"她不服输，毅然接过老师父的药铲。

讲起炮制来，春永仙滔滔不绝：

1982年后，我做炒药工作，师父是张淑珍，她要求我炒的时候要注意火力大小：开始用文火，后面用武火，火候要掌握好。中药里，炮炒很关键。

草乌用煮蒸法。煮草乌的时候，先要用水泡，干草乌泡到发开，内核没干心，取出来切成片。另外用黑豆煮，还加生姜、甘草，煮烂滴出水，用大铁锅把豆滴出来，豆用作淡豆豉，汤汁水就用来煮草乌片。草乌片和汤汁水两样一起煮，煮透捞出再蒸，用木制甑子蒸到核内没有白色斑点，再捞出来晾晒。晒干后，成炙草乌片，交下道工序。炙草乌，关键要用大火煮到草乌透心的黑，透心它的毒性就放出来了。

经过几年的锻炼，春永仙的炮制技艺日益精进，身怀七八种炮制技术。炒焦、麸炒、蜜制、盐制、酒制、醋制、煮制，样样得心应手。闻着锅里飘起来的气味，她就能知道炒到了什么火候。这时，春永仙已从初级工成长为技术过硬的高级工。

有一段时间，春永仙也曾动摇，想换工作。军人出身的爱人对她说："你的工作也是技术活，不是一般人做得了的。邓

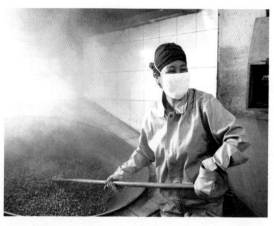

昆明市级非遗代表性传承人春永仙在炒药（王云鹏 摄）

小平说，科学技术是第一生产力。正需要有技术的人。"爱人的支持，坚定了她的信心。她想："是呀，这份手艺断了怪可惜！"咬紧牙关，一炒就是23年，直至退休。

退休时，看到每天使用的一把药铲，春永仙对徒弟李恒说："原来药铲有竹筷子这么长，现在磨去了半截。像这样的药铲，已经换了五六把了。"

磨去的是铁铲，换来的是精湛的技艺。

她三次荣获先进生产工作者称号。2014年11月，西山区文化旅游体育局和西山区民族宗教侨务局命名春永仙为西山区第三批非物质文化遗产"中医传统制剂方法（昆中药传统中药制剂）"代表性传承人。2021年11月，昆明市文化和旅游局认定春永仙为非物质文化遗产代表性项目昆中药传统中药制剂市级代表性传承人。

38 舒肝来历

1995年3月，昆中药对原药改进后的舒肝冲剂（后来称舒肝颗粒），首次投放市场，便赢得了老百姓的热烈欢迎。当时物资紧缺，药店很少，药品多由医药公司经销，群众买药很困难。市场经济刚刚起步。

大街小巷成天播放着节奏明快的港台流行歌曲《潇洒走一回》，叶倩文那刚柔并济的声线，半文半白的歌词，激起了经济大潮下无数群众的共鸣："岁月不知人间多少的忧伤，何不潇洒走一回……"潇洒走一回，几乎成为当时的一句口头禅和流行语。

企业抓住听众的心理，打出"舒肝冲剂，使你潇洒美丽"的广告词。一时间，医药公司的货车，一辆接一辆开到药厂进货，排队的长龙从门口挤到很远的地方。一些单位搞起"团购"，买一箱卖两箱，作为福利，发给姐妹们。一传十、十传百，传得整个昆明城的女士们，没有不知道舒肝冲剂的。舒肝，作为一种调理方式，在健康生活中的这种"至尊"地位，至此根深蒂固，谁都无法撼动。

近几年，这个药传到省外，有人问，这个"舒肝散（颗粒）"的"舒"为什么不是"疏调"的"疏"呢？这还得从它的来源说起。

舒肝散、舒肝颗粒是三易其名才定下来的。

这首方剂，在昆明最初叫"加味逍遥散"；之后，改名为"疏肝散"；最后，才定名为"舒肝散（或冲剂、颗粒）"的。

先说"加味逍遥散"。"逍遥散"之名，最早见于宋代《太平惠民和剂局方》，已有九百多年的历史。元代昆明出现官办惠民药局，估计逍遥散在云南开始制售。

明代初期，嵩明县杨林镇兰茂《医门揽要》，用逍遥汤或逍遥散加味治疗多种病症。如"妇女多郁""室女闭经头晕""肝火之动"的头疼，

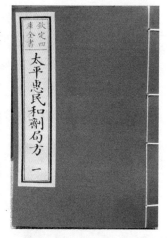

宋代《太平惠民和剂局方》
（昆中药 藏）

"好怒""背疼""胁疼""瘰疬""疝气膀胱疼"等。昆明民间用香附来止怒。怒，昆明称"干恣百怪"或"鬼火冒"。尤其冬春之交，气候干燥，更是容易莫名其妙地恣火。而逍遥汤之类的药，可有效缓解肝火上炎所引起的干恣百怪。

清初医学家张石顽，长洲（今江苏吴县）人，是清初三大家之一，把逍遥汤的适应症扩大到羊痫症，认为由肝风引起的痰症，用逍遥汤加味治疗，并称逍遥汤为"千古之神方"。

清末云南名医管暄和管浚兄弟俩对兰茂的《滇南本草》重刻时，极其重视使用香附，用之治疗月水不调。管氏兄弟还在昆明和杨林开设的万春堂诊所，制售"加味逍遥汤"，其中加入香附等药味。

在汤剂之后，清末昆明出现了该药的散剂和丸剂。那时称"加味逍遥散""加味逍遥丸"。福元堂、福林堂、寅生堂、大安堂等大药铺，均制售"加味逍遥散"或"加味逍遥丸"，有的依然称"逍遥散"。那时，各药铺的药名还未统一一致。

"加味逍遥散"制售后，解决了许多妇女的疾患。福元堂、姚济药室等医药兼营的药铺，时常门庭若市。由此，带动了妇科技术的分化和发展，出现了妇科名家。姚氏妇科闻名遐迩，因而得了个"看

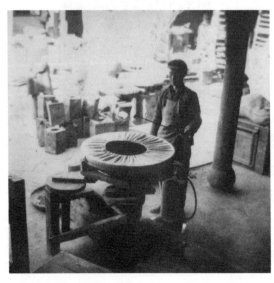

1964年老药工在制药（加味逍遥丸）（昆中药　藏）

妇科，找姚济"的美誉。

为何将"加味逍遥散"或昆明方"逍遥散"改为"疏肝散"呢？

这是"十年动乱"期间的事。1966年6月起，"破四旧"运动席卷全国，云南省也和全国一样，以大中学生为主的红卫兵要砸烂一切旧思想、旧文化、旧风俗、旧习惯。他们走上街头、工厂、公社和商店，收缴文物、古籍，集中烧毁。云南省中医学院的造反派头头在校园内，写大字报诬蔑说，中医组方中的君臣佐使是封建思想，必须破除。许多医生、教师遭到批斗。有的被下放到晋宁等地农场，接受改造。

造反派煽动说，老字号商店、老牌药品的名称，带有浓厚的封建色彩，要"横扫一切"。于是把许多药铺改为"东风商店""红卫兵药店"等。造反派指责"逍遥散"是"走资派"搞逍遥自在，是"资产阶级的生活方式"，是"资产阶级的反动学术权威"的余孽。在这种极左思潮的高压下，中医师们为了给病人治病，处方上只能改名，按照"逍遥散"的功用，称"疏肝散"。把君臣佐使改为主辅佐使，许多药也改了名。

由于"破四旧"，医师使用的处方签、教材、药品标准、药品标签等，都用新名。在编写教材时，编写组据理力争，说："老药名应该注明，否则群众不知道究竟是哪个药"，造反派哑口无言。因此，1971年5月云南中医学院革命委员会教材编写组编写的《中医方剂学》，换成新名，同时在"疏肝散"后还加了一个尾巴，用括号注明"原名逍遥散"。

1974年版《云南省药品标准》使用新名，称"舒肝散"。"疏"和"舒"音相同。这样，按照《云南省药品标准》，"舒肝散"就一直沿用下来。1998年又研制出"舒肝颗粒"。

为什么用"舒肝"二字呢？参加过编制《云南省药品标准》的云南国医名师熊辅信回忆说："舒肝"二字是出自名篇的。兰茂《医门揽要》说：'腰痛不能直脚。舒肝和血散主之。'舒肝，就是从这里来的。"熊先生接着说："舒，是使……舒服的意思，是古汉语的使动用法。舒肝，使肝舒服。舒，着眼的是整体状态。与舒肝散这首方剂的功能，极其切合。"

疾风知劲草。在疾风暴雨式的运动中，这个"千古之神方"继续沿用了下来，可见一个老品牌的生命力是多么顽强。

39 保止咳丸

保止咳丸的故事，是从名老中医那里采集来的。

在非物质文化遗产保护工作中，昆中药公司档案工作者走访老药工、老药师和老领导，征集非遗史料，寻访中药事迹，获得了一些珍贵的史料。他们还走访了业内名老中医。保止咳丸的故事，是从国医大师张震处采录来的。

有一次，时任行政部副经理的杨祝庆研究馆员，正在申报非物质文化遗产项目。他来到国医大师张震家里，请张老讲讲中药的事迹。张老说："止咳丸是我们保下来的。"张震研究员原任云南省中医中药研究所所长，是国家药品评审委员会的委员，参加过药品评审。

张老说："全国第二次中药整顿时，有一次在北京开评审会。北方一位专家质疑止咳丸用硼砂。我说：止咳丸用硼砂是有根据的。宋代的《本草衍义》记载了硼砂，说'含化咽津，治喉中肿痛，膈上痰热'。止咳丸用硼砂，能祛痰热。硼砂不可少。"张老回忆道："我把书上的背出来了，说服了他们，保住了这个药。"

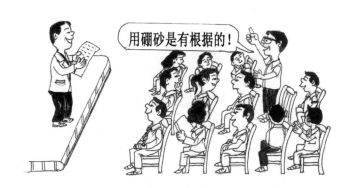

用硼砂是有根据的!

评审会上〔高康 绘〕

张老说，有些人排斥用石类药材，不敢用，不擅长用。止咳丸中，硼砂是唯一的一味石类药。硼砂味甘微咸而气凉，能消痰止嗽，用在这首药方里，恰到好处。

全国第二次中药整顿是2001年由国家药品监督部门开展的一次中成药标准整顿工作，是继第一次中药整顿后的收尾工作。其中专家评审会是对各省区申报中药的一个审定，未通过审定的药品将停止生产。止咳丸在这次整顿中，通过审查，一直生产至今。

止咳丸中另一味药——葶苈子也是采用了《本草衍义》的用法。《本草衍义》是宋代编纂的一部本草学名著。撰者寇宗奭（shì）认为，医家看病处方全凭了解药性。寇宗奭对一般常用药物做了进一步的阐发；对于辨认药物的优劣真伪，有详细的记载。对葶苈子，寇宗奭指出："葶苈用子，子之味有甜、苦两种，其形则一也。"

止咳丸用葶苈子，性大寒，味辛苦，能泻肺平喘。葶苈子在止咳丸中作用独特。

张老说："历代著名医家，如李东垣、朱丹溪等，都推崇《本草衍义》。云南名医翟玉六创制止咳丸时，吸取了书中的经验。先人遗产，传留至今。止咳丸已沿用一百多年了，治好了很多痰喘病，无数人享受过它的恩泽。要让普天之下的人，都受此甘霖，应当人人来保护它，发展它。"

有人问张老："这个方是老方了，你又何必多此一举呢？"张老说："宋代著名的医学家严用和说过：'医者意也。生意在天地间，一息不可间断。续此方所以续此意，续此意所以续此生。'接续此方可以延续前人知识，保护名方可以救死扶伤！"

止咳丸于1998年、2006年和2009年连续三次被云南省实施名牌战略领导小组授予"云南名牌"产品称号。止咳丸列为国家二级中药保护品种，国家从行政角度，给予保护，让它惠及亿万群众。

40 抗击非典

2003年3月暴发的"非典"，中国内地是重灾区。非典，是非典型性肺炎的简称。发病之初，人们不知道它是一种新的呼吸道传染病，症状主要是呼吸困难、发热、全身疼痛无力。直到当年3月15日世界卫生组织才正式将该病命名为SARS（严重急性呼吸综合征）。

政府立即将该病纳入传染病进行管理，卫生部宣布实行"一日一报制"，北京多所学校宣布停课。同时，确定定点医院，并紧急建设和启用小汤山医院，集中收治，严格实施隔离，防止疫情扩散。

5月3日，防疫专家钟南山谈非典防治的科教片，在全国公开放映。钟南山院士建议，可服用南板蓝根、黄芩、臭灵丹草等清热解毒类中药，防治非典，并加强清洁消毒。

南板蓝根，又名大叶冬蓝、青蓝、板蓝、山蓝，主产于两广、云贵等地。民间常作染料，用于染布。俗语"青出于蓝而胜于蓝"，说的就是它。云南著名的扎染，也是用它。此外，还做药用。云南红河、文山等地民间，用它调配汤剂，治疗温毒发斑、高热头疼、大头瘟疫、丹毒、痄腮等

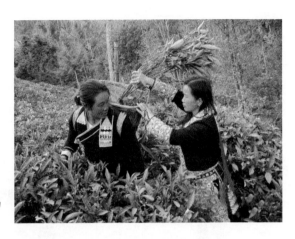

瑶族人采摘南板蓝根（杨祝庆摄）

症。现代用于病毒性肝炎、流行性感冒、肺炎、疮肿、疱疹等病。南板蓝根具有清热解毒、凉血消肿的功效。

臭灵丹草，又名臭叶子、大黑药、鹿耳林等，是云南彝族、苗族常用药。民间有"家有臭灵丹，得病不出山"的谚语，多煎煮汤剂，用于风热感冒，肺热咳嗽。

听到钟南山的建议后，昆明掀起一股抢购板蓝根、感冒药的风潮。各大药店的板蓝根、感冒药，销售一空。凡清热解毒的药，都成了奇货。

昆中药并没有囤积、加价或炒作，而是按照"大药厚德，痌瘝在抱"的使命，急病人之所急，调整计划，紧急生产板蓝清热颗粒、感冒消炎片等药品，捐赠给北京、广东等地区，抗击非典。捐赠药品如下：

2003年5月捐赠给北京市接受救灾捐赠事务管理中心价值118.8万元的感冒消炎片，捐赠给广州"非典"一线的医务工作者价值80万元的感冒消炎片，捐赠给河南省红十字会价值50万元的感冒消炎片，捐赠给南宁市人民政府抗击"非典"用价值40.392万元感冒消炎片，捐赠给江西省九江市医药管理局价值12.87万元的药品，捐赠给昆明市非典防治指挥部价值30.02万元药品。先后捐赠332万余元的药品，为夺取抗"非典"战役的最后胜利，发挥了有效的防治作用。

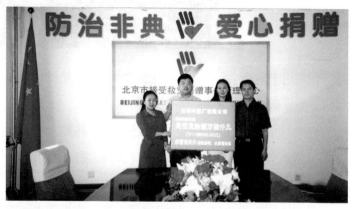

2003年5月30日昆中药在北京受理中心捐赠感冒消炎片

8月，昆中药获得中共昆明市委和市人民政府颁发的"抗击非典先进集体"奖杯。

疫情后，各级政府大幅度增加卫生防疫经费投入，在全国建设疾病预防控制中心，加强传染病监测和防控。同时，大力扶植中医药行业，宣传中医药在治疗SARS中的价值和作用，要求各级医疗体系必须配备中医。

大疫催生大医大药。从此之后，云南的南板蓝根种植面积日益扩大。

41 捐款汶川

2008年5月12日14时28分，四川汶川、北川、都江堰等地发生特大地震，昆中药公司立即通过在成都的办事处，火速捐赠10万元的药品送往灾区，同时与《成都晚报》社共同组建由12辆车组成的救护队，奔赴灾区，展开救援。

15日早8点，救护队在成都高速路口集结，9点出发，12点到达绵竹县九龙镇新民村，开始救护。所捐止咳丸等药品，直接送达四川省驻绵竹接收点。一方有难，八方支援。昆中药公司，与全国人民一道，众志成城，共克时艰。

大灾之后必有大疫。为了防患于未然，遏制灾区疫情，16日，昆中药公司通过云南省红十字会又向灾区人民捐赠价值50余万元的药品。感冒消炎片、苦胆草片、牛黄解毒片、桑菊感冒片、银翘感冒片、葛根芩连片、藿香正气丸等药品，都是灾区急需的。同时，昆药集团向汶川灾区捐赠价值100万元的药品，昆明贝克诺顿公司捐赠价值15万元的药品。企业的捐药善举，受到媒体和云南省红十字会的普遍赞扬。

为表达全国人民对遇难同胞的哀悼，根据国务院通知，19日14时28分，公司管理人员集中在二楼会议室起立，默哀三分钟。同时，各车间、部门员工，由车间主任、部门经理组织，停止手中的工作，起立默哀三分钟；拉响公司警报三分钟；驾驶员将车辆停在路边，鸣笛三分钟。

5月22日，响应中共云南省委的号召，昆明中药厂有限公司参加云南省红十会、云南省民政厅、云南省卫生厅、云南省广电局共同举办的"爱心中国、云南同行——5·12汶川大地震云南省赈灾义演晚会"，再次向灾区捐赠10万余元的药品，帮助灾区人民抗击灾害。晚会于当日晚8点15分在云南卫视（YNTV-1）现场直播。危急关头，企业履行着治病救人、扶困济危的神圣职责。

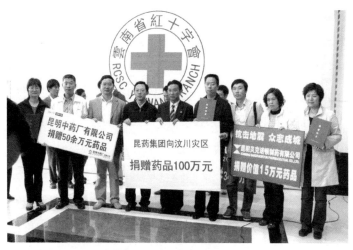

2008年5月16日昆中药向云南省红十字会捐赠药品

　　昆中药公司的党员积极缴纳"特殊党费"，用于抗震救灾。截至5月23日，公司党委收到缴纳或认缴的"特殊党费"10580元。与此同时，昆中药的员工踊跃献爱心，纷纷向灾区捐款，捐款额达22079.5元。这笔捐款一并通过云南省红十字会捐向灾区。

　　车间员工周六周日加班生产药品，保证市场供应。用实际行动，在自己的岗位上，为国分忧。

　　昆中药公司驻全国各地办事处员工就近在当地捐款，支援灾区人民。公司驻北京、上海、甘肃、湖北、江西、广西、河南、黑龙江等地办事处员工，纷纷通过当地红十字会、社区居委会、街道临时募捐点或短信义捐，累计捐赠9954元。这些捐助，得到了社会的广泛赞誉。

　　灾害无情，人有情。这次灾难后，从2013年起，昆中药公司工会会员，志愿组织起来，"一对一捐资"助学帮扶，到富民县散旦乡中心小学和禄劝县云龙乡民族小学，为贫困学生送去捐款和学习用具。云龙乡民族小学有傈僳族、苗族和彝族等少数民族学生，来自该县不同的乡村。"一对一捐资"助学，每年一次，每年捐助四五十名学生。到2020年7月，昆中药公司，与贝克诺顿公司、昆药商业、昆药大健康等子公司一起，已捐助贫困学生1675人次，捐赠助学金167.5万元。"疴瘝在抱"的爱心活动，激发了学生的奋斗热情。济困扶弱的"一对一捐资"助学将持续进行下去。

42 机炒药料

　　刘珍和李恒是母子俩，两代都是制药工人。刘珍和丈夫李正文都是昆明中药厂的制药工人，曾双双荣获国家医药管理局颁发的"老药工荣誉证书"。李恒和哥哥李明自幼受父母的影响，从小就向往做一名制药工人。

　　1990年2月李恒如愿以偿，进入昆中药，在前处理车间工作。先从临时工做起，跟随徐小龙师傅做配方领料工作。1992年转为正式职工，师从张月芳师傅，在配方班，从事药材挑选和配方。

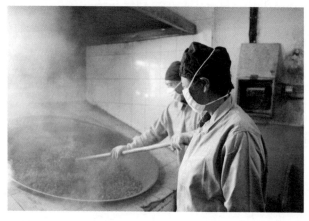

春永仙（前）传授徒弟李恒炮炙药材技艺（王云鹏　摄）

2001年起，李恒拜春永仙为师，用传统方法炮制药品。师傅春永仙炮制中药饮片23年，炮炒煅炙，样样在行，是炮制能手。师傅耐心的传道、授业、解惑，不仅教给李恒专业技术，也教给了他做人的道理。

昆中药传统中药制剂所用的中药饮片，同一饮片有不同的要求，一片药材有不同的炮制方法。例如，栀子有清炒、炒焦和姜炙等不同要求。舒肝颗粒处方里的栀子（炒），金花消痤丸的栀子（炒），丹栀逍遥丸的栀子（炒焦），加味逍遥丸的栀子（姜炙），炒法不同。又如，白术有生用和熟用，熟用有清炒、麸炒、土炒等要求。参苓健脾胃颗粒、肥儿疳积颗粒等的白术，生用；止眩安神颗粒的白术（炒）、舒肝颗粒的白术（麸炒）、丹栀逍遥丸的白术（土炒），熟用，技术要求很高。再如，山楂有清炒、炒焦和糖水炒，健脾颗粒和"宝宝乐"颗粒剂用的山楂要清炒、糊药的山楂要炒焦、止泻利颗粒用的山楂要糖水炒。

栀子，用中火炒；白术，用麦麸炒。这两味药都是云南特产中成药舒肝颗粒（舒肝散）的成分。炒到什么时候算合格？火候的把握是关键。高了，药材饮片糊了；低了，饮片生了。不跟师操作，这些技术是难以掌握的。师傅手把手教，用丰富的技术经验和阅历，教给李恒实际操作知识，让他少走弯路。

灶台上，铁锅倾斜成30°—45°斜面，锅底凑火，烧柴或煤。锅热后，药料倒在锅内，药工手握铁铲，炒拌药物，翻动。不炒不翻，贴着锅底的药料就糊了。时炒时翻，药料受热均匀，可萃取出药味。

炒得好的，下铲药料，再抽回，推着药转一圈，铲取锅底药物翻个个儿，抽回再下铲。这样往复运铲翻药，直到锅内药物被炒至符合标准，才停铲翻动，起锅。炒的过程中，铁铲要紧贴锅底，不停地铲动药物，防止粘锅。

根据不同的药材，炒一锅药，所需的时间是10—30分钟。这需要操作工有很好的体力、耐力、技巧和判断力，方能完成。

经过3年的跟师学习，李恒熟练掌握了炒药的工艺诀窍。其中炒、炙、烫三种制法尤为得心应手。比如糊药、舒肝散、止咳丸等中成药所用的饮片。

糊药是云南特色中成药。糊药所用的中药饮片15味，除陈皮外，其余均需炒。糊饭、焦糯米、焦麦饼、焦酒药4个炮制工艺是老药工代代传下来的。一点一滴，李恒逐步掌握了师傅传授的多种炮制技艺。他们的炮炙法，后来经过整理，载入《云南省中药饮片炮制规范（1986）》和《云南省中药饮片标准（2005）》，成为地方标准。这些工艺方法，是昆明本地的传统制药知识，是云南地方习用的工艺技术，代代相传，从未间断，成为宝贵的非物质文化遗产技艺，也成为珍贵的生物多样性利用知识。

2003年，春永仙师傅退休，李恒被任命为炮制班班长，正式接替师傅的班，带领炮制班负责公司的炮制生产。

从2003年至2010年，从李恒手上炮制过的中药饮片总计上万千克，炮制合格率达到了99%以上，为公司的发展做出了积极的贡献。其间所付出的劳动与艰辛是不言而喻的。

当时公司产量不断增长，手工炒药时常加

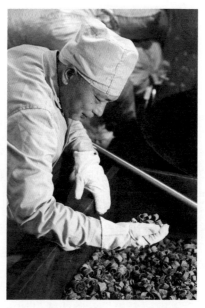

云南省非遗代表性传承人李恒在检查饮片（李一波　摄）

班也还是缓慢、产量少。这已经成了卡脖子的问题。经过调研后，李恒感觉，传统必须现代化，手工必须机械化。于是，李恒一手引进，一手改进。

2010年经公司批准，引进炒药机，实现了炮制技术机械化，手工操作转化为机器生产。机器炮制，根据炮制的工艺和原辅料特性，控制炮制的温度、时间、单锅投料量等参数，能有效完成炮制任务。炒药机投入生产后，李恒严格按照工艺规范生产，把手工经验转化为机器指令，严把质量关，大大提高了生产效率。机炒阿胶是很典型的例子。

阿胶是妇舒丸的主要成分。蛤粉烫炙阿胶是炮制阿胶的传统方法。手工炒药，需两个工人不停地勤炒勤翻，快出锅，及时筛分，操作繁复，而且产量低。两个熟练工人一天只能完成50千克的产量。李恒把传统的中药炮制加工技术，结合实际操作要领，采用电动加热炒药机的现代技术，对蛤粉烫阿胶这一传统工艺，做了大量的摸索和实验。在保证药品质量的前提下，创新出电动炒药机炒制阿胶的新技术。这一技术简化了生产流程，减轻了劳动强度，提高了生产效率。产量提高到一人一天的生产能超过100千克，比手工翻了一番。

除购置新机器外，李恒还改进机器设备。

李恒发现，在固体辅料加入药料炒制后，需用50目的药筛，才能将辅料与炮制品分离。手工过筛，这个过程消耗了大量的体力。于是，他利用闲置的震荡筛药机，经过

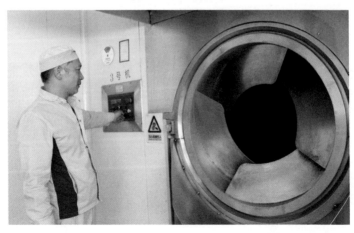

李恒开动炒药机（赵小康　摄）

反复摸索和实验，成功地将震荡筛药机用在炮制品的固体辅料分离之中。这一技术于2013年获得昆中药公司技术创新鼓励奖。

李恒和同事陈玉屏师傅，还对公司现有CYJ-700型煤加热炒药机做了大量研究，研制出CYJ-1000型加大炒药设备。这台设备投入使用后，大幅提高了生产能力，减轻了员工的劳动强度，节约了生产成本，取得明显的经济效益。

2019年11月，云南省文化和旅游厅命名李恒为第六批省级非物质文化遗产"中医传统制剂方法（昆中药传统中药制剂）"代表性传承人。

在抗击新冠肺炎疫情的危急时刻，机炒药料大显身手。

2020年2月4日，国家卫健委发布《新型冠状病毒感染的肺炎诊疗方案》，将藿香正气颗粒等药列入医学观察期患者的推荐用药。接通知后，李恒带领徒弟，加班加点榨生姜汁，炒厚朴，用于生产藿香正气颗粒。按照工艺，厚朴和半夏均须用生姜汁浸泡除燥。李恒带领员工用榨汁机榨汁，赶榨生姜汁。据统计，2020年昆中药公司共生产了108批次藿香正气颗粒，每批次的厚朴和白术的标准配方量258.6kg。李恒带领的炮制组共计炮制了姜制厚朴27928.8kg和麸炒白术27928.8kg，保证了藿香正气颗粒所需药材。

　　云南中医药大学、云南省中医药学会于2020年2月1日发布《防控新型冠状病毒感染肺炎中成药使用建议》，把参苓健脾胃颗粒作为新冠肺炎患者恢复期和普通群众预防期的推荐用药。炮制是参苓健脾胃颗粒原料生产的第一道工序。参苓健脾胃颗粒中的山药、薏苡仁、砂仁和白扁豆4味药材均要炮炒火制，并且分别用麸炒、盐炒和清炒不同制法。李恒带领徒弟们用七台炒药机开足马力，24小时两班倒，天天生产，严格按照工艺炮制，从不马虎，保证了参苓健脾胃颗粒的产量质量。2020年参苓健脾胃颗粒的销售额超过2亿元大关，保证了市场供给，满足了人民群众需要。

43 智能制造

六十年为一甲子，周而复始。从1959年7月昆中药开始搬迁进入南坝厂区，到2019年8月昆中药开始从南坝厂区，搬迁进入马金铺片区生物产业园区，刚好为一个甲子年。2019年昆中药迈出了新的步伐。

经过充分筹备，2020年1月3日昆中药在马金铺新厂区举行投产开工仪式，新建的制剂车间正式开工。从此，昆中药进入智能制造的新阶段。

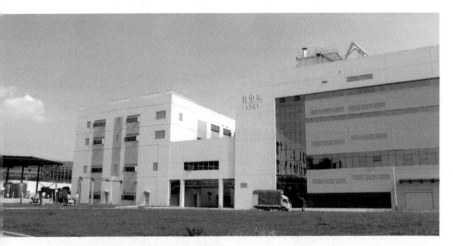

昆中药马金铺新厂区前处理与制剂车间

2015年起，昆中药在昆明高新产业开发区马金铺片区生物产业园，投资建设新的生产厂房，占地171.9亩，一期建筑总面积8.2万平方米，具备生产丸剂、散剂、煎膏剂、片剂、颗粒剂、搽剂、合剂、糖浆剂和酒剂的条件。

2018年10月试产以来，生产传承能力大幅度提高。昆中药传统中药制剂生产传承的基本建设、基础设施得到极大改善，粉碎、提取、浓缩、制粒、包衣、外包等生产主要环节实现了自动化，智能制造水平越来越高，昆中药开启了中药现代化的新征程。

早在2014年至2016年，昆中药在南坝厂区就引进MVR浓缩器、气旋涡轮粉碎机、真空带式干燥机组、高效包衣机等先进的机器设备。这些先进的生产设备极大地提高了生产效率。但是随着市场的不断扩大，产能不足的现象日益突出。为此，昆中药加快实施中药现代化提产扩能项目。

之前，因昆明"退二进三"政策，昆中药就提出实施中药现代化提产扩能项目。该项目于2013年11月经昆明市工业与信息化委员会批准。后来建设地点从七甸工业园区改在昆明高新产业开发区马金铺片区。项目分为两个子项目：马金铺厂区项目和物流项目。

经过紧张的设计、施工和建设，新厂区达到预定可使用状态。一片崭新的昆中药厂房拔地而起！

新厂区建有前处理、制剂、质检办公、水电气供应、仓库、倒班宿舍及食堂等工业建筑物及其附属设施。响应

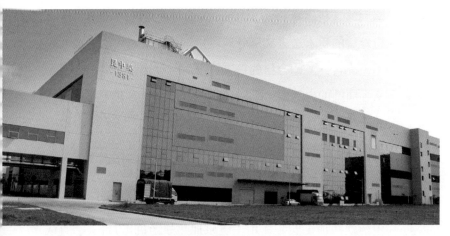

昆中药马金铺新厂区制剂车间大楼

《中国制造2025》战略，新厂区将工业化与信息化深度融合，安装国内先进的机器设备，信息化、自动化生产、智能制造水平大为提高。这些智能制造装备极大地提高了生产传承能力，促进了中药现代化发展。

如今，走进新厂房，可以看到，处处安装使用智能化设备。首先，是中药材实现了超微粉碎。马金铺厂区安装使用了不锈钢JYNU75-75M型超微粉碎机组。该机组是由超微粉碎机与旋风分离器、除尘器组成的一组机器。由

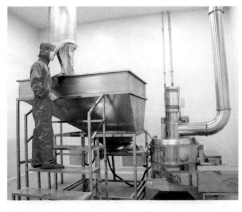

粉碎班班长刘元坤检查75型超微粉碎机组（赵青 摄）

螺旋输送机定量将小于10mm的药材喂进粉碎室内粉碎，粉碎后的粉末送进旋风分离器，旋风分离器内的分级叶轮不断旋转分离，合格的粉末被引风机吸走；分离出的粗粉从导向圈的内腔滑落到粉碎室内继续粉碎。对于不便分离的物料，还连接卧式分流筛。超微粉碎机组粉碎与分级一次完成；粒度可随机调整，无须停机；在负压下运行，防止了粉尘外溢，工作环境清洁。

其次，是炮制走向机械化、自动化。马金铺厂区，中药饮片加工安装使用了电磁加热炒药机（7台）、直线震动筛等先进设备。电磁加热炒药机主要由卧式炒筒（滚筒）、电磁线圈和电机等部件组成。炒筒装有螺旋板，能翻卷药材、快速出料。药材投入滚筒内，滚筒在电机带动下旋转，药材在电磁线圈发热后加热，边旋转边受热，使滚筒内的药材炒制成熟。炒筒可调节转速，配有定时、控温、温度显示板。炒制药材的工艺参数植入芯片，可清炒、炭炒、麸炒、蜜炒、醋炒等多种炮制。工人只需按动电钮，炒药机便自动炒药。机器换人，极大地减轻了劳动强度。

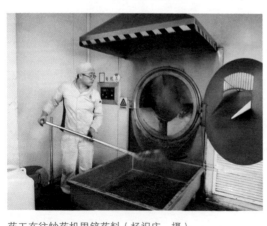

药工在往炒药机里铲药料（杨祝庆 摄）

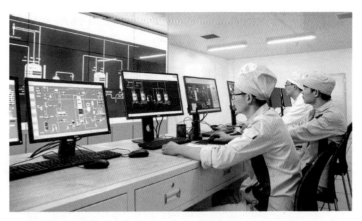

王文光等操作工在中控室远程监控提取和浓缩自动生产线（赵青　摄）

最后，是马金铺厂区安装使用了全自动提取罐、机械式蒸汽再压缩技术（MVR）节能浓缩器、全自动蒸汽加热浓缩器、远程控制系统等国内先进设备。这些设备与监控器、传感器、计算机、显示屏等连接，形成通信网络。生产工艺参数事先设定在系统中。生产现场无须工人全程值守，操作员在中控室可直接控制生产，监视、检查和调节设备运行。点击生产启动键，提取、浓缩、收膏、干燥等设备，按照参数要求，自动依次执行相应的操作。而设备和物料的运行状态，实时传送到中控室。如需调控现场设备，只需操作电脑，即可远程实现。这些自动系统由2—3人操作，比以前减少一半的人工，产品的技术质量更加稳定，生产效率更高。

进入制剂车间，可以看到干法制粒与辅料配料全自动化。马金铺厂区安装使用了一步制粒机、全自动无尘称量辅料配料系统等国内制剂先进设备，实现干法制粒和辅料配料全自动化。

除继续使用湿法制粒外，马金铺厂区使用了2套一步制粒（即流化床制粒）机，将常规的湿法制粒的混合、制粒和干燥三个步骤，在制粒罐内自动一次完成。操作员只需控制面板，即可完成制粒生产。

片剂是中药现代化的代表剂型。昆中药压片与包衣全密闭、高效化。马金铺厂区使用自动供料的旋转式高效压片机、全封闭自动清洗的高效包衣机等先进设备，可编程控制，生产效率高。

PG65型旋转式高效压片机是新一代的片剂压片机。主机高2.05米，有65冲头，主机全封闭，主压预压两次成型并联系可调，有吸管像抽水机一样，从料筒内自行供料，无须人工喂料。采用全自动润滑系统。触摸屏操作，电脑实时控制运行，具有自动剔废的功能，片剂的技术质量迅速提高。一般产量为40万片/小时，最大产量为58.5万片/小时。

内包药品，实现自动化。马金铺厂区安装了自动控温纠偏剔废的十列充填包装机（散剂、颗粒剂）、六列自动充填内外包装流水线（颗粒剂）等具有国内先进水平的智能化设备和技术，以机器替代人工，减少了手工包装。

TM70-10ZCL型十列充填包装机是一种将具有热塑特性的塑料复合膜经加热软化制成药袋的包装机，可用于散

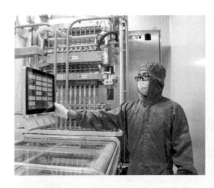
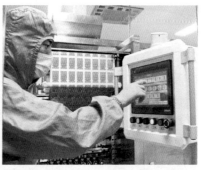

苏晓杰查看十列充填包装机包天麻超细粉
情况（赵青 摄）

药工在开动六列自动充填颗粒剂包装机
（王云鹏 摄）

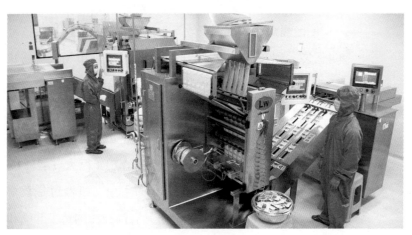

六列自动充填颗粒剂包装机内包连线（王云鹏 摄）

剂和颗粒剂粉粒物料的内包装。全套机器设备，融合了机
械、材料、气动、光电、数字、伺服、计算机及软件等多
种应用新技术，能自动完成拉膜、制袋、充填、封口、分
切、打印、计数等全过程操作。

新厂投产后，丸剂、片剂、颗粒剂等车间产能，比原

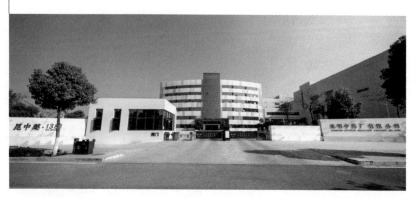

昆中药马金铺厂区大门（王云鹏　摄）

南坝厂区提高60%，生产效率提高40%，颗粒剂年产量可超4亿袋。到2021年12月，彻底扭转了原来市场缺货的状态，实现了合理的库存，产品充裕。2021年度参苓健脾胃颗粒的销售额超过3亿元（比上年同期增长50%），舒肝颗粒超过2亿元（同比增长27%），香砂平胃颗粒超过1.5亿元（同比增长40%），为人民健康作出了巨大贡献。

在智能制造中，机器是生产的主角，机器也是故事的主角。这些机器的背后，却是具有高技能的药工开动和控制的。新机器投产后，昆中药公司推行精益生产措施，开展班组交接会、精益训练营、全面设备管理与快速切换（TPM/SMED）、课题/3A、提案改善、5S目视化等标准作业或管理模式，降低生产成本，提升效率，提升员工技能，降低差错率。

勤勉、高效的昆中药人正在以新的方式，生产和提供合格的药品，服务千家万户。

44 抗击新冠

2020年初，突如其来的新型冠状病毒肺炎暴发。时值春节前夕，许多人正忙着准备年货。

面对狡猾的病毒，中央紧急部署抗击对策。将湖北武汉全城封闭，居民居家隔离。这一举措，史无前例，防范之严格，行动之快速，出乎许多人的意料。

处在防治一线的昆中药，闻讯后，立即行动起来。有的人取消预订好回家的车票，有的人急忙组织药料，有的人忙着搬运。大家齐心协力，返回生产岗位，加班加点生产清热解毒药板蓝清热颗粒。没几天，8.72万盒板蓝清热颗粒，源源不断地被打包入库。

同时，1月24日，昆中药与健之佳药店合作，在健之佳交三桥分店、威远街分店等五个药店，免费向环卫工人、交通警察以及依然奋战在岗位上的人员，发放1381份药品，防治流感病毒。

1月27日，昆中药再次行动，紧急调配价值100万元的云南特产药板蓝清热颗粒，通过云南省红十字会，捐赠给武汉灾区一线医务人员。云南省红十字会在长水机场附近的物流点举行捐赠仪式。昆中药公司党委书记金凌和品牌部经理任涛等人组织带领运药车，赶到捐赠仪式上，代表公司捐出了药品。随后，这批药被紧急运往灾区。

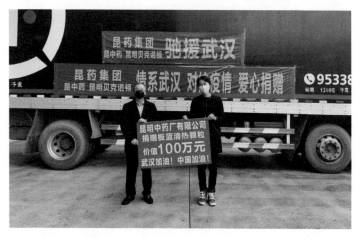

昆中药党委书记金凌（左）代表公司捐药

　　板蓝清热颗粒是由南板蓝根和薄荷脑组成的中成药，具有"清热解毒、疏散风热、利咽消肿"的功效。"用于外感风热，热毒壅盛所致感冒发热，头痛，目赤，咽喉肿痛；流感，急性咽炎、扁桃体炎、腮腺炎见上述症候者。"敲黑板了！这里，主治提到"流感"，属于传染病范畴。新冠，这种瘟疫，也属于传染病范畴。尽管它会变异，在咽喉、肺部疯狂搞事情，但是它的同伙"非典""MERS"，都被人类一一拿下。所以，一脑袋图钉的病毒——新冠病毒，咱们不用怕它。

　　早在2013年，板蓝清热颗粒就列入国家中医药管理局突发公共事件中医药应急专家委员会、中国中医科学院中医临床基础研究所《流行性感冒与人感染禽流感诊疗及防控技术指南》中，作为流行性感冒与人感染禽流感等传染性疾病的推荐用药。

道高一尺，魔高一丈。2020年2月1日，云南中医药大学、云南省中医药学会组织防治新型冠状病毒感染肺炎中医药专家组，参照国家卫生健康委员会、国家中医药管理局和云南省卫生健康委防治方案，结合云南地处高原与春燥气候特点，制定《防控新型冠状病毒感染肺炎中成药使用建议》（以下简称《建议》），为临床工作者和广大民众防控新型冠状病毒感染肺炎使用中成药提供参考。《建议》根据症状，可合理选用板蓝清热颗粒、藿香正气颗粒、保济丸、桑菊银翘散、清肺化痰丸、通宣理肺片、补中益气丸、附子理中丸、参苓健脾胃颗粒、香砂平胃颗粒等中成药。抗击病毒的武器库，装满了利器。

通过中西医结合，综合施策，云南全省新冠肺炎治愈率达98.85%。2月21日，云南全省确诊病例达到174例峰值，此后，连续实现零新增。到3月14日，云南省在院新冠肺炎确诊病例全部出院，疑似病例实现"清零"，全省疫情防控取得阶段性成效。

2020年4月8日，湖北武汉解除了城市交通管制，铁路、民航、公路等重新开启通道。一方有难，八方支援。在全国人民支援下，抗击新冠肺炎疫情取得决定性的胜利。

在这次战疫中，《春城晚报》《昆明日报》和中国非遗网等媒体纷纷报道昆中药捐药的事迹。2020年2月29日，中国非遗保护网报道的题目是"被保护的非遗，如今成为战疫力量"。2月13日，云南省非遗保护中心网，报道昆中药非遗生产和捐药事迹，题目为"众志成城，抗击疫情——云南非遗人在行动（四）"。信息化、智能化的马金铺新厂房，在瘟疫灾难面前，巍然挺立，发挥着坚强的作用。

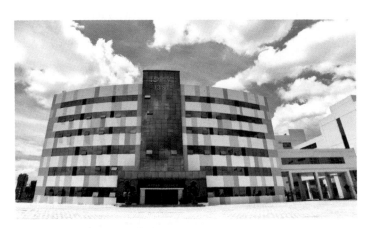

位于马金铺产业园区的昆中药质检办公楼（王云鹏　摄）

45 世界纪录

2021年，昆中药迎来了不寻常的一年。这年，昆中药自肇启以来，刚好走过640年的历程。640年！的确，是很久远的。在这个企业寿命只有2.5年的时代，它显得那么与众不同。

昆中药，这个"中华老字号"恐怕是国内历史最长的企业了。公司总经理孙成这样想："云南是药材王国，是能够出一个长寿企业的。"他安排人去查查企业的历史，能不能申报一个世界吉尼斯纪录。

之前，非遗小组申报国家级非遗时，整理过档案材料，肇启于1381年是有史料依据的。《云南省志·医药志》《昆明市志长编》等图书都有明确记载，还有原始档案为凭证。一脉相传六百年，从未间断，是历史事实。

市场部把资料转给位于北京的吉尼斯世界纪录中国总部，对方说等他们分段对比一下再说。过了几天，对方说，还要最早的朱双美药号开店的证据。

品牌部非遗小组到云南省图书馆查阅史料。结果，查到《民国续修昆明县志校注》《康熙云南府志校注》，未见双美号的记载，但有万松草堂的记载。以前用的《昆明市志长编》（1984年3月编）的记载，对方说编辑时间晚了点。

市场部又向认证方询问，得到回复说，能否找到双美号之外的药铺。双美号之外的，有一家——万松草堂，也是明朝末期就存在了。于是，搜集这家的资料。

万松草堂是明朝末年昆明人孙光豫开设的。孙光豫曾任太医院院判。晚年回乡在昆明小西门家中为人治病，制售小儿救急丹等成药。这家一直流传，公私合营时并入昆中药。孙光豫的事迹，文献《康熙云南府志校注》有记载。非遗小组把这些资料整理后，传给市场部。得到的答复是：万松草堂的资料，距今的时间短了，还是要找双美号的证据。

8月16日，市场部、品牌部和特色事业部的几个员工，到双美号后代朱禄华家寻访。请朱禄华讲述祖辈的事迹。讲完后，朱禄华翻出了老照片，其中一张是黑白照片，是龚秀珍抱着小孩在家里照的，身后是木质板壁，上边用粉笔写着"卖化风丹"字样。朱禄华绘制了双美号位置图，把永升巷、招牌、售药点一一标注其上。还现场采集了朱禄华的照片。

非遗小组还把2014年第9期《云南中医中药杂志》上登载的《中国五大老字号中成药企业历史及其特色比较》一文，也传给市场部。这份学术文献，把昆中药与北京同仁堂、江苏雷允上、湖南九芝堂、广东陈李济做了对比，结果昆中药是传承历史最长的中华老字号。有专家的考证，结论就更加可靠了。

有了这些，史料更翔实了。人证、物证、文献证据俱在，历史事实是确凿无疑的。

9月25日，海南博鳌亚洲论坛中心西普会（中国健康产业生态大会）上，宣告了一项吉尼斯世界纪录：肇启于1381年的昆中药（中国）是"The oldest operating pharmaceutical business"（最古老的制药企业）！昆中药创下了一项新的吉尼斯世界纪录，具有640年中医药发展史的昆中药成为全球公认的最古老的制药企业。

在授予仪式上，吉尼斯世界纪录大中华区总经理Charles Wharton（王晨）和吉尼斯世界纪录官方认证官李春朝授牌，昆中药公司董事长杨承权代表企业接过称号牌。杨承权董事长表示，获得这个荣誉，不仅是昆中药的荣誉，更是中医药行业的荣誉。昆中药公司总经理孙成与

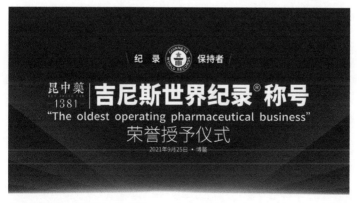

吉尼斯世界纪录授牌仪式主画面

王晨紧紧握手，感谢吉尼斯传播中医药文化。

明洪武十四年（1381）军医朱双美随军入滇，把中医药带进昆明。经过640年的生产传承，如今，正在走向智能化、数字化和现代化。"中华老字号"昆中药，展现出新的活力。

2020年12月，昆中药公司提出了以肇启年份命名的"1381战略"："十四五"时期（2021—2025），昆中药发展包含1个目标、3大战略、8大能力和1个使命。具体是，企业营业收入从2020年起五年达到30亿元；实施一体化组合战略、差异化竞争战略和扩张型增长战略；增强品牌运作、产品推广、供应保障、市场营销、组织发展、财务支撑、数字运营、风险控制八项能力，从而实现"大药厚德，痌瘝在抱"的企业使命。

目前，昆中药正在抓紧实施"1381战略"，从云南地方品牌向着全国"老字号一流品牌"企业的目标阔步前进。我们相信，一个历史悠久、文化底蕴深厚的"中华老字号"企业、"中国非物质文化遗产"保护单位、"国家知识产权优势企业"，必将铸就新的辉煌。

后 记

终于，这本《昆中药的故事》与大家见面了。许多药工、昆明人以及关心这家名厂的人士，终于可以一睹一代代杏林中人的瞬间，感受其沧海桑田的巨变。这些瞬间，同样给我们档案工作者一次又一次的惊喜，拼接出意想不到的画面。

2013年5月，昆中药申报非物质文化遗产时，我们整理传承谱系，发现双美药号是昆中药公司最早的药铺。这对于揭示昆中药公司的起源以及昆明地区中成药的源流意义重大。但遗憾的是，公司没有双美药号及其后代的档案资料，于是，我们开始寻访老领导、老药工和朱氏后代，期望获得这方面的史料。

开始，我们对昆明地区历史上的老字号不甚了解，哪家药铺是昆明地区最早的？它生产何种成药？店主是谁？这些问题不清楚。由于年代久远，资料缺乏，搜寻工作极其困难。杨祝庆像破案一样，寻找蛛丝马迹。研究所所长刘键说："我认识一个老中医张震，他是云南中医药研究所原所长，对昆明中医药比较熟悉，现退休在家，可以问问他。"说问就问，刘所长带领杨祝庆和王云鹏，来到张老家里。说明来意，张老回忆说："昆明中医药的变化，我见证85年了，从小我在昆明长大，后来学医、学英语，现在都还用英语给老外讲中医药。"张老精神矍铄、思路清晰，对我们的问题，他说："昆明最早的药铺在明朝就开设了，像朱双美、孙光豫等这些是较早的了。"张老还谈了许多其他的。

按照张老提供的线索，我们回来后，一查资料，果然，这两家是明朝就出现的了。《云南省志·医药志》记载："明洪武十四年（1381）随征南右副将军沐英入滇的军医朱双美，曾制售过朱氏善用水酒和小儿化风丹，并将这两种成药给两子分售，历经明、清、民国三个朝代长达500多年。"《昆明市志长编》记载："朱双美，由明洪武十四年随沐英到滇，当军营医生。他有两个儿子，分售两项成药：一项是小儿化风丹，另一项是朱氏善用水酒，其制法处方，系南京内府秘方。"

查阅《一九五六年昆明市中药行业私营工商业参加公私合营店铺表》，表里仅写着"朱亮卿""双美""东寺街"八字。这一信息极其重要，它说明中华人民共和国成立后朱双美的后代并入了合营后的药材加工厂，去向清楚了。

既然并入昆中药，当初的公方副厂长赵子信应该知道这个人。我们询问了赵厂长。2012年，92岁的老厂长说："朱亮卿，我没有印象。合营时，资产进来了，有的人没进来，或被分去做门市部主任、营业员了。朱亮卿，有可能做这些工作去了。这些属于市药材公司管，不属加工厂管。"杨祝庆说："他家做过朱氏善用水酒和小儿化风丹。"赵子信说："小儿化风丹，治小儿脐风最好。"我们还咨询了老药工刘珍，已退休的刘师傅说："朱亮卿，我听说过这个人。1958年时，他被分到药材公司的门市上去工作。我帮你们问了几个人，他们说不知道。"

　　带着这一信息，我们查阅了昆明市档案馆档案。在档案里，研究馆员杨祝庆查到了四份重要档案：第一份是1952年10月4日《昆明市人民政府卫生局证明书》，文为："查双美号朱亮卿所制小儿化风丹成药一种，经省实验所第三〇五号化验，结果未检得一般毒剂……暂准制售。"第二份是1952年10月17日《昆明市人民政府工商业申请登记书》，申请人朱亮卿登记的名称为"朱双美号"，营业地址为："正义路永升巷2号。"第三份是1961年填制的《昆明市私从人员登记表》，在朱亮卿的表中，"原企业名称"一栏写着"双美号"；"现在家庭住址"一栏写着"正义路永升巷2号"；"领取定息的单位"一栏写着"盘江中心商店"；"现任社会职务"一栏写着"金马医药门市营业员"；"本人简历"中为"1922—1926年，开智印刷公司，工人；1927—1930年，开茂兴织袜社，负责人；1931—1932年，协恒昌商号，职员；1933—1941年，开卿汇纸号，负责人；1942—1951年，维新纸店，出纳；1952—1958年，开双美号，负责人；1958年公私合营调金马药店，营业员。"妻子龚秀珍也在金马药店当学徒。两子朱禄华和朱志华，在上学。第四份是1974年2月昆明市第一商业局给昆明市药材公司的《关于圆通合作商店小商朱亮卿、秦世友死亡后欠款拟由股金抵还的批复》说："朱亮卿……已于1968年4月病故。"

从这四份档案看，朱亮卿的身世清楚了。只是其后代现在何处？他们还有无家谱或者当年制作成药的文物和史料？所有这些都不清楚。

企业通常保存有职工档案，查阅职工档案可以解决许多问题。不巧的是，昆中药历史上属于昆明市药材公司的下属加工厂，为非独立核算企业，职工档案保存在药材公司。加上近年企业改制，市药材公司被兼并，新承接企业并未保存退休职工的档案。这让查档变得更加困难。几经周折，我们终于联系上已经从市药材公司剥离出去的企业——云药咨询公司，它们负责管理从市药材公司剥离出去的退休职工。看他们有没有保存这方面的档案？云药咨询公司的邓昌云，是老厂长赵子信的女婿，原来在市药材公司办公室工作，现在云药咨询公司工作，负责管理退休职工。昆中药剥离出去的退休职工和生活区资产也归其管理。之前，他还在接受昆中药剥离资产的移交，办理生活区水电费收缴，与刘云森主席较熟悉。刘主席请他帮查一下朱亮卿的档案，他很热情。终于，在一个漆黑的二楼上，从落满灰尘的柜子里，他取出封面上写着朱亮卿的《职工档案》。见到这些材料，我们如获至宝，刘主席取出事先带去的相机，啪啪啪拍了起来。从中，我们获得如下信息：（1）朱亮卿女儿朱丽华，为"58军医院护士"，住址"小新街"。（2）1964年填写的家庭成员表中，有"朱禄华，男，20岁，昆明工学院学生"，"朱志华，男，17岁，由农场回家未工作"。（3）朱亮卿妻子的照片一张，可惜未见朱亮卿的照片。

接下来的关键问题是联系其后代，搜集史料。这项工作开始一点头绪都没有。只知朱亮卿有后代朱福华、朱丽华、朱禄华和朱志华，其工作单位、地址、联系方式都没有。要找这些人，犹如大海捞针。问云药咨询公司，知道1962年至1964年，其后代朱志华在市药材公司当学徒，后离开了，没有线索。档案上写有朱丽华工作单位为"58军医院"，于是，刘云森主席和杨娇专门乘车去宜良小新街58医院。到那里，一打听，解放军58医院在对越自卫反击战结束后就解散了，人员分散到昆明各医院。现在那里的医院院子还在。回来后，又请在43医院的熟人打听，也没有这个人。

不得已，刘主席请派出所查，电脑一搜，搜出很多朱福华，不知是何人。回来后，再查知道朱禄华曾经上过昆明工学院，不知分到了哪里？于是，再回去查，结果，查到一人电话。打过去，电话通了，没人接。连续打了两三周，依然如故。没办法，再查有无其他信息。这次查到一个他儿子的电话。刘主席拨过去，打了两次，通了，没人接。恐怕是对方提防诈骗电话。于是，又打，终于对方接电话。刘主席说："我是昆明中药厂的。你爷爷朱亮卿曾在公私合营时参加到我们公司。我们想了解一些历史情况，看是否方便？"对方是个年轻人，说："不凑巧，正在搬家，等过了这段时间再说。"过了几周，刘主席又打电话过去，对方说："等我跟我父亲说说，看他知不知道这些事。"这次，终于跟朱禄华联系上，约好在他家里见面。

2013年8月9日，刘云森、杨祝庆和王云鹏三人来到位于巴士家园后面的馨悦芳邻小区，门口抱着小孩的正是朱禄华。因相互不认识，杨祝庆先递上朱禄华母亲龚秀珍的照片。接过照片，朱禄华说："这是我母亲，你们怎么会有这照片？"

把我们带到屋里，朱禄华给我们讲起他们的情况。

朱禄华说："我耳背，小时候就不好使。你们的电话听不见。听我儿子说，才知道。我1944年出生，现在69岁。朱亮卿是我父亲，龚秀珍是我母亲。你们带来的这张照片，正是我母亲。我家原来住在正义路永升巷，后来城市改造，搬迁了。现在那里旁边有个清真寺。清真寺东面过正义路那边就是原来的永升巷。"接着，给我们回忆他家做药的事（见本书第1篇）。

后来，我们又约朱禄华到他亲戚家里去看家谱。他的亲戚是他姑妈家，在高峣村。朱禄华介绍："中华人民共和国成立前，我父母曾在高峣村建盖房屋，住在这里。永升巷是药店。我那时上学两头跑。中华人民共和国成立后，我哥哥朱福华把高峣的家产变卖了。现在上面是一个玻璃厂。那时家园的围墙还在，大门的砖石都是原来的。我姑妈家保存有《孙氏家谱》，上面有些记载。"我们来到高峣村，看到《孙氏宗谱》，上面主要是记述孙家的，涉及朱家的仅有110字，在第十五代孙汝舟下叙述道：孙汝舟之"女，桂秀，生光绪三年丁丑二月初五日，终于公元一九五五年（高峣），享年78岁。先适昆明杜姓，夫君义亡，改节下堂适同城朱子仪，布商。因夫老未育。先在杜门生三女一子。长女早嫁，入朱门同援二女一子。朱门启子名为自新，置则自改名亮卿。"朱亮卿之前的各代无记载。

朱禄华带去他的老相册，我们仔细查看，拍摄了其父母的旧照。

有人问，昆中药最早的药铺朱双美药号的事迹是怎么来的？就是这样来的。其他的事迹，也是这样来的。在此感谢档案资料的保管者和提供者。

历史如果没有记录，仿佛人在黑夜里走路，漆黑一团。搜寻，就如同拿着手电筒，一处一处照亮它们，光到之处，就能看清一处又一处。这些清晰的画面，已作为非物质文化遗产代表性档案，得以整理和使用，述说着文化的来路。

2021年8月30日，因申报省社科普及创新项目，去昆明市社会科学界联合会盖章，遇到该会副主席赵勇。赵副主席提议，能否我们合作，出版一本昆明中医药文化小册子，在次年5月的"社科宣传周"上发放，满足广大群众对中医药文化的需求。昆中药公司文化总顾问杨祝庆回答非常愿意，公司早有此意。答应两个月后提交《昆中药的故事》书稿。一年前，公司曾完成了《昆中药的故事》草稿，现在图书的形式已确定，定稿是能顺利提交的。

这些情况，汇报给昆中药公司领导，领导很赞同。昆中药公司董事长杨承权表示：这是一件好事，企业和社团携手合作，共同出力，中医药文化能传播得更加广泛。初稿出来后，杨董事长通读书稿，提出了指导意见。昆中药公司总经理孙成，审核了书稿，对许多关键的环节严格把关，突出了老字号品牌元素，并安排人员协助此事，加快了出版进度。销售支持平台总监兼培训部总监闫立荣、品牌部总监任涛以及其他有关部门，都给予了大力支持。在公司领导和各部门的大力支持下，本书如期定稿。在此，一并致谢。

昆明市社会科学界联合会的领导，具体加以指导，加快了整理步伐。感谢他们真诚的关怀和付出！

云南人民出版社文萃读物编辑部主任周颖、编辑严玲精心组织编辑、出版等工作，使本书得以面世。感谢他们的付出和贡献！

我们知道，这本小册子仅仅是中医药文化大海中的几朵浪花，较为浅显。在汪洋大海中，我们未整理和研究的事迹还有很多，手电筒没照到的地方，还有很多。它们正等待诸君和我们一起去照亮。

编　者

2021年12月25日